JN062689

精神科とは無縁と思っていたあなたが困ったときに精神科を味方につけるための本

――こころの病への適切な対応がわかる14の短編小説集――

編

寺尾　岳

著

井上幸紀　　寺尾　岳

松永寿人　　吉村玲児

星和書店

はじめに

この小説集は、四名の著者によって執筆されました。井上幸紀（大阪市立大学）、寺尾　岳（大分大学）、松永寿人（兵庫医科大学）、吉村玲児（産業医科大学）［五十音順］です。それぞれが、大学病院で精神科の患者さんに診療を行っている現役の教授です。この四名のつながりを説明しますと、産業医科大学の初代教授である故・阿部和彦先生が大阪市立大学から赴任されたことで両大学の間にはもともとつながりがあり、松永先生は大阪市立大学から兵庫医科大学の教授になられ、私は産業医科大学から大分大学の教授になりました。このような縁で、この四名は定期的に会合を開いて意見交換などしておりまして、その流れで、およそ一年前にこの本を出版する話が出た次第です。すなわち、四名ともに三〇年前後の豊富な診療経験を有することから、様々な精神疾患を有する患者さんの発症から受診、検査や診断、治療やリハビリテーション、そして社会復帰に至る過程を、小説風にわかりやすくまとめることができると考えたのです。

執筆の目標としては、難しい用語や診断基準、おぼえにくい薬物名はできるだけ排除すること、不安におののき絶望に至りつつある患者さんや、そのような患者さんを目の前にして途方に暮れる家族の方々に、希望の光を投げかけるようなストーリー展開にすること、そのような患者さんや家族を前にしてどのように扱ったら良いのか躊躇している若い医師やコメディカルにも暗い道を照らす光となるような本とすること、最後に、読後感の温かい、ある意味で救いをもたらすような物語を用意することです。

このため、精神疾患のことが短編小説を読むように理解でき、横断的にどのような症状が出るのか、縦断的にどのように診断され治療が行われどのような経過をたどるのか、本人はどのように感じ、家族はどのように心配し、医療側はどのような気持ちで診断し治療しているのかを、それぞれの視点から順ぐりに書き連ねていくことにしました。読者は幅広く、当事者の患者さん、家族、医学生、研修医、臨床経験の浅い若手の精神科医、コメディカル（薬剤師、看護師、作業療法士、臨床心理士など）を想定しております。なお、患者さんの匿名性を保持するために、いくつかの症例を組み合わせて一つの物語としました。個人情報を排除し、地名や病院名も削除し、それぞれの小説の主人公はまったく新しい自我を有する人物として描かれています。

なお、読む順番はどこからでも結構です。ご自分が最も関心のある物語から読んでください。

また、それぞれの執筆者によって、この小説集に費やせる時間に大きな隔たりがあり、その結果、小説の数にも違いがあることをご理解ください。

寺尾　岳

目次

潮がわり——眠れぬ夜をこえて

［うつ病］

寺尾　岳

三平は今年で七〇歳になる。タクシーの運転手をしている。

昔は長距離トラックの運転手をしていたが、五〇歳を過ぎる頃に体力の限界を悟って、地元のタクシー会社に就職した。三平の住んでいるところは田舎で、普段はあまりタクシーに乗る人はいない。観光シーズンになると近くの温泉に行く人たちで、タクシーの乗客が増える。その時期だけは三平は朝から張り切ってタクシー会社の制服と帽子をかぶり、駅のタクシー乗り場でお客さんを待っている。閑散期には、タクシー運転手のほとんどが農業に精を出す。兼業農家である。三平も少しばかり畑を持っている。小さな船も持っていて、時々近くの海岸から船を出して漁に出る。車も船も、三平は乗り物が好きだ。なので、畑の手入れは三平の奥さんがしている。

今日も朝から三平は漁に出た。船は小さく老朽化しているので、あまり沖まで出ることはない。港がはっきり見えるところで、手巻きのリールで釣りをする。狙うのはアラカブやメバルなどの根魚で、煮物や味噌汁にするとおいしい。

三平には二人の息子がいる。長男はサラリーマンで県外の会社に就職している。結婚して、三平の孫になる子どもが二人いる。次男が問題である。昔、大学受験に失敗してからずっと家にひきこもっている。次男は今年で四〇歳になるので、かれこれ二〇年あまり社会との接点がないことになる。次男は三平夫婦と同居しているが、一緒に食事をすることはない。夫婦が食事をするときに三人分食卓に用意して、次男のいる二階に向かって「ご飯できたよ」と一応、声をかけるが反応はない。夫婦が食事を終わって、隣の部屋でテレビを見ていると、次男が階段を下りてくる音がして、一人で食卓に残されたご飯を食べている気配がする。ずいぶん昔は、一緒に食べるように説得したこともあったが、何が気に入らないのか、説得すると一緒に食事を食べるどころか数日間絶食するようになったので、できるだけ刺激しないようにしている。三平の悩みの中では、この次男のことが最も大きかった。

三平は今日も朝からタクシー会社に行ってみたが予約の客もほとんどなく、「流し」から戻ってきた同僚が手持無沙汰の顔をしているのを見て、

「今日は帰るわ。昼から老人会の集まりもあるしな」

と言って帰った。「こんな日もあるわ」と独り言を言いながら、自分の車で家まで帰った。

家に帰ると、妻の和子が不安そうな顔で

「おかえりなさい。あの子の様子がおかしいのよ。また二階でドンドンと大きな音を立ててい

るのよ」

と訴えた。

「何してるんかな」

と三平は二階に上がって行った。次男の部屋の前で「おい、開けるぞ」とドアを開けようとしたが、内から鍵がかかっていた。

「ドアを開けなさい」

と三平はドアをノックした。しかし、応答はなかった。

「ドアを開けなさい」

再びドアを強くノックした。が、まったく応答はなかった。三平は次男から強く拒否されていると感じた。体中を強い虚無感が襲った。

その日の午後、近くの公民館で三平は老人会の集まりに出ていた。この地域も高齢化が著しく、住民の三分の二が六五歳を超えていた。そのため、老人会は盛況で、三平は会長として挨拶をするところであった。二〇名あまりの会員の前に出て、三平は「皆さん、こんにちは」と言った。その瞬間に、頭の中が真っ白になった。いつもなら、何も考えなくとも、立て板に水のように適当に言葉が出てくるのに、今回は何も出てこない。言葉を探しても、どこにも何もないのだ。しばらく沈黙が続いた。すると、三平と仲の良い信夫さんが「三平、どうした。言葉を忘れたか。もうボケてしもうたか」と言ったので、会場はどっと笑いに包まれた。それで、三平は「ボケてしまった三平です」と言葉を継ぐことができた。再び会場の笑いを取ることができて、あとは不思議に言葉が自然に出てきた。信夫さんのおかげでなんとか取り繕えたが、後から考えてもゾッとする出来事である。初めて人前で上がるという経験をしたのだ。なにか、自分に対する自信がひとつ、またひとつと剥ぎ取られていくような心細さを感じていた。

その夜のこと、三平はなかなか寝付けなかった。頭に嫌な考えが勝手に浮かんできて、考えまいとしてもどんどん出てくる。嫌な考えで頭がいっぱいになり、とても重くなったことを感じた瞬間に眠りに落ちた。そして変な夢を見た。その夢は、自分が次男の替え玉受験をしている場面から始まった。一人の試験官が自分のところにやってきて、受験票の次男の顔写真と自分の顔の違いに気づいたようで、もう一人の試験官に告げに行った。そうすると、その試験官が確認にやってきて首を横に傾げ、隣の部屋の試験官に知らせに行った。そうすると隣の部屋の試験官がやってきて――。ということが間断なく行われた。次から次にやって来る試験官の誰一人、三平に問いかける人はおらず、ただただ受験票の写真を見て三平の顔を見て首を横に傾げて次の試験官を呼びに行くのであった。ふと気が付くと、ずいぶん前に試験は終了しており、他の受験生はすべて退室していた。部屋には三平と次々に確認に来る試験官しかいなかった。ついに三平は、目の前の試験官に

「先生、私は息子のために替え玉受験をしてしまいました。どうか、失格にしてください」

と手を挙げて告白した。しかし、その場にいた試験官は

「あなたは何を言っているのですか？　あなたが真の受験者なのかどうかを、さっきからわれわれの目で実際にあなたの顔と受験票の写真を見比べて確認しているのです。じっと座っていてください」

と諭すように言った。

「でも先生、替え玉受験の犯人が自首しているのですから犯人に間違いありません」

と思わず大きな声で言ったところで、目が覚めた。

ふと気が付くと「どうしたの？　大きな声をあげて」と和子が心配そうに顔を覗き込んでいた。

三平は顔も背中も汗びっしょりで、まだ夜中の三時だった。和子には「なんでもないよ」と言って目を閉じた。しかし、「なんであんな変な夢を見たのかな。まだ、あいつが受験を失敗したことを私が気にしているのかな」と自問した。思い起こせば、次男が受験に失敗したときに精一杯優しくしようと、次男に向かって「浪人してもよい。予備校に行かせてやる」と許容したのは自分であった。しかし、その次男は予備校に一日行っただけで行かなくなった。当初は、次男に対して激しく怒った。「高い授業料を払っているのになぜ行かないんだ」と詰った。こちらが働きかければ働きかけるほど、次男は心を固く閉ざした。それからもう二〇年になるのだ。

三平の頭はまた重くなった。嫌な気分のまま、一睡もできずに朝を迎えた。

その日から三平は夜が来るのが怖くなった。(今日も眠れないのではないか。また、悪夢を見るのではないか) と心配した。心配しているのは和子も同じだった。どうも三平の顔色が悪いのだ。笑顔も少なくなり、食も細ってきた。一ヶ月前の健診では問題なかったが、和子には三平が日に日に元気をなくしていく様子が心配だった。ある日のこと、和子は道で同じ町内の人とすれ違ったので、普段と同じように会釈をして通り過ぎようとしたら、

「ちょっと奥さん、お宅のご主人、最近、元気がないね」

と呼び止められた。

「先日の老人会では、挨拶の言葉が出て来なかったって、もっぱら噂になっているよ」

と、その人は親切に教えてくれた。

「あら、そんなことがあったんですか。うちの主人はまったく私に報告しないもので、知りませんでした。お知らせいただき、ありがとうございました」

と答えて、その場を後にした。

いよいよ、和子は三平のことが心配になった。その夜、和子は意を決して三平に、

「この前の老人会のときに、挨拶の言葉を忘れたって聞いたわよ。夜もうなされているし、一度、かかりつけの大和先生に診てもらいましょうよ」

とはっきりと言った。

意外なことに、すんなりと三平は「そうする」と承諾したのであった。実は、三平は自分から大和医師のところに行こうと思っていた矢先だった。大和医師はずいぶん長いこと三平が高血圧や高脂血症の治療でお世話になっている地元の内科医であった。その次の日に、三平は和子を

伴って大和医師の医院を受診した。

大和医師は、三平や和子からこれまでの経緯を聞いて、うつ病を疑っていた。

大和医師は内科医であるが、医師会の研修でうつ病の診療について基本的なことは習っていたし、今までに数名ではあるがうつ病の患者を診断し治療したことがある。とりあえず、うつ病の診断基準に従って、ひとつひとつ症状を確認していった。不眠や食欲低下の他に、気分の落ち込みや疲労感、自分を責める感じや集中力の低下が少なくとも二週間は続いていた。そのせいで生活に支障を来しているし、あとは、血液検査や頭部の画像検査で異常がないことが確認できれば、身体疾患や脳の大きな病変に基づくうつ状態ではなく、脳の機能低下によるうつ病と診断できる。そこで、

「三平さん、どうやら単なる不眠症ではなくて、うつ病にかかったようですね。体の病気からこのような状態が来ることもありますので、今日は血液検査と頭の写真を撮りましょう」

と説明し、検査に行かせた。それからしばらく待合室で結果を待ってもらったが、検査の結果は異常なく、

「三平さん、やはりうつ病と診断します。抗うつ薬と睡眠導入剤を出しておきますので、しっかり服用してください。どちらも一錠から始めますが、この抗うつ薬は常用量が二錠なので問題なければ次回は二錠に増やします」

と大和医師は三平と和子に説明した。

その夜のこと、三平は大和医師からもらった抗うつ薬を夕食後に飲んで、寝る前に睡眠導入剤を飲んだ。どちらも、はじめての体験だったのでおそるおそる服用した。睡眠導入剤を飲んだらすぐに床に入るように大和医師から指導を受けていたので、すぐに床に入った。夕食後の抗うつ薬を飲んでからしばらくして頭が少しぼんやりしていたが、睡眠導入剤を飲んでからさらにぼんやりしてきて、いつの間にか三平は寝入っていた。久しぶりにぐっすり寝た。朝、目が覚めたら少しだけ頭がすっきりした感じがした。和子が三平を起こしに行くと、既に三平は起きて顔を洗っていた。

「あなた、調子はどうですか？」

と和子はおそるおそる三平に聞いた。

「昨日はぐっすり眠れたよ。眠りにつく前に色々考えて頭が重くなることもなかった。ただ、今朝起き上がってトイレに行こうとしたら少しふらついたよ」

と三平は言った。

朝食も昨日までは見るだけで嫌になっていたのが、少し箸をつけてみる気になった。まだ、食べ物の味はわからないが、少しは食べてみた。和子は少し安心した。このまま三平が良くなっていくことを心から祈った。

抗うつ薬や睡眠導入剤を飲み始めて一週間後、三平は大和医師の診察室にいた。

「どうですか？」

と大和医師は聞いた。

「夜は眠れるようになりました。気分や食欲も少しずつ良くなってきています」

と三平は答えた。

「それは良かったですね。何か、副作用はありましたか？」

と大和医師は聞いた。

「最初は朝トイレに行くときに少しふらつきましたが、今は大丈夫です」

と三平は答えた。

「それでは、抗うつ薬をもう一錠増やしましょう。二錠にすると少し胃がむかむかすることがあるかもしれませんが、頑張って飲んでください。そのうち慣れてくるはずです。もし慣れなかったら、次回は副作用止めを出しましょう。それではまた一週間後に来てください」

と大和医師は言った。

それからの一週間はさらに状態が良くなった。気分もかなり良くなって、不安感や疲労感も改善してきた。心配していた副作用も生じなかった。しかし、依然として自分を責める感じは続いていた。大和医師は三平に

「もし良ければ、どういうことで自分を責めるのかを教えてもらえませんか？」

と話しかけた。三平は大和に

「先生には今までいろいろご相談していたけれども、次男のことだけは言っていませんでした。実は次男は大学受験を失敗してから、二〇年あまり自宅で引きこもっているのです」

と、これまでの次男とのかかわりを訥々と大和医師に話した。話し終わったときに、大和医師は

「それは大変でしたね。今まで二〇年間もよく耐えて来られましたね。また、難しい次男さん

とよく付き合って来られましたね。それは三平さんだからできたことですよ。本当に立派なお父さんと思います」

と三平に労いの言葉をかけた。

そのとき、三平の頬に涙がつたい、続けて三平は声をあげて泣いた。今まで耐えに耐えてきたことを、しかしそれは父親だから仕方がないと誰にも打ち明けることのなかったことを、大和先生はしっかり聴いてくれて自分の切ない苦労を評価してくれたと思った。ようやく、今までの果てしなく長かった苦労が少しは報われたと感じた一瞬であった。

「三平さんは父親としてしっかり次男さんを支えて来られたのだから、仮に次男さんに何の進歩がなかったとしても、それは仕方のないことです。三平さんが自分を責めることはないんですよ」

と大和医師は続けた。大和医師はこのとき、心の中で（三平さんにはたしかにうつ病が発症したけれども、それは次男さんの問題という慢性的なストレスが持続していて、その上に乗っかる形でうつ病が発症したんだろうな。うつ病の症状としての自責感の内容にも、次男さんのことが反映しているな。この部分は、うつ病に影響しているところなので、これからも診察の際に、時々取り上げよう）と考えていた。

その後は、抗うつ薬や睡眠導入剤の量は変わらなかったが、三平の状態は良くなっていった。うつ病の治療を開始してから最初の一ヶ月は毎週の通院であったが、二ヶ月目は二週間に一回となり、三ヶ月目には三週間に一回となった。この頃には、三平はすっかり元気になっていた。

「三平さん、次男さんはどうしている？」

と大和医師は久しぶりに次男のことを聞いてみた。

「相変わらずですが、最近は家内の畑仕事を手伝うようになりました」

と三平は答えた。

「それは立派なことですね。少しでも進歩があったらほめてあげるといいよ」

と大和医師は言った。

「先生、そうなんですよね。私は今まで、次男と長男を比較して、長男が普通に育ってくれたので、次男の至らないところばかり目について、ほめることなんてまったくしなかったんです。私は、次男の顔を見ては、ため息ばかりついていたので、次男もつらかったと思います。その点、家内は次男をほめるので、家内になついて、畑仕事を手伝うようになったと思います」

と三平は話した。

「それなら、天気の良い日に釣りに誘ってみてはどう？」

と大和医師は返した。

それからしばらく雨の日が続いたが、久しぶりに快晴の日があった。三平が窓の外に目を向けると、次男が和子と一緒に畑仕事をしていた。三平は勝手口から外に出ると、しばらく次男の仕事ぶりを見ていた。意外なことに、次男のほうが和子よりも機敏な動きで大根を収穫していた。

和子は三平の姿を認め、

「あら、あなた、どうしたの？　畑仕事はまったく興味ないと思っていたけど――。この子が手伝ってくれるので助かっているのよ」

と言った。

「そうか、この子がよく手伝ってくれるのでお前も助かるな。ありがとうね」

とはじめて次男に向かって、ほめ言葉を投げかけた。一瞬、大根を引き抜いていた次男の動きが止まったが、次男からは何の言葉もなく、しばらくして三平は家の中に戻った。そんなことが

数回続いて、ある日、三平は次男の近くで独り言のように

「アジが結構釣れているので、明日は船を出して釣りに行こうかな。お前も来るか」

と言った。そうすると、大根を引き抜いていた次男がゆっくり頷くのが見えた。

「そうか、お前も行くか。朝五時くらいに家を出るぞ」

と三平は言った。

このときには、果たして次男が朝早く釣りに来るのか半信半疑だった。が、翌朝四時に三平が食卓で食事をしていると身支度を整えた次男が入ってきた。

「父さん、釣りに行くんだろう」

と二〇年ぶりに話しかけてきた。三平は胸がいっぱいになって涙が出そうになるのをこらえながら、

「ああ、行くよ。お前も朝ご飯を食べたらどうだ」

と次男に言った。

「そうする」

と次男は食卓について、朝食を食べ始めた。これも二〇年ぶりのことであった。そのとき、「お

はよう」と言いながら和子が食卓に入ってきて、息を飲んだ。そして、声をあげて泣き出した。

「どうしたんだ」

と三平は和子に尋ねた。

「だって、食卓に三人家族が揃うなんて二〇年ぶりじゃないの。びっくりしたわ」

と和子はうれし泣きしていた。

三人揃って、朝食を食べて、三平は次男と一緒に車で、船をつないでいる港まで行った。車の中でも船に乗ってからもほとんど次男は言葉を発しなかったが、今までの過剰な緊張感はどこかへ消え去っていた。

周囲はまだ薄暗かったが、港から近くのいつもの場所まで船を出して止めると、三平は釣竿を二本用意して、一本を次男に与えた。リールをつけて道糸を引っ張り出して、サビキの仕掛けをつけた。次男も三平のするように真似してつけた。仕掛けのかごを開けて餌のオキアミを入れて、船の手すりから釣竿を出して仕掛けを落とした。ほどなく、竿先に当たりがあり、三平がリールを巻いていくと、小アジが三匹かかっていた。追うように、次男の竿にも当たりがあった。

この日は朝の五時から一〇時くらいまでで、小アジが三〇匹とカワハギが三枚釣れた。そんなに大きくないクーラーボックスが一杯になったので、港に戻り家に帰った。釣れた魚の半分くらいを和子が隣近所に配って歩いた。その間に三平と次男は魚を包丁でさばいていた。いつもは魚を釣ることからさばくことまですべて三平が一人でしていたが、今日は次男が手伝ってくれるので、あれよあれよという間に終わった。昼食と夕食の刺身用に数匹を三枚におろし、それ以外はアジの開きにして庭先に干した。

その夜、本当に久しぶりに三平は上機嫌だった。大和医師から酒は飲んではいけないと言われていたが、どこからか隠していた酒を持ち出して飲み始めた。アジの刺身とカワハギの刺身とその肝があった。しかし何よりのご馳走は、三人揃った食卓そのものだった。次男は黙々と食べていたが、表情には以前の異様な緊張感はなかった。普通に自然に食事をしていた。三平は

「今日のアジ釣りは数としては俺のほうがたくさん釣ったが、大きいのはこいつのほうがたくさん釣った。カワハギも立派なものを釣ってくれた。たいしたもんだ」

と目を細めて次男をほめた。

和子が次男を見ると、少しはにかむようなうれしそうな表情だった。和子は心の中で（お父さんがうつ病から回復し、この子も引きこもらなくなって本当に良かった）と思った。

三平はタクシーの仕事の合間に、一ヶ月に一回の診察に来ていた。大和医師はいつものように

「どうですか？」

と言った。三平はにこにこして

「とても調子が良いです。先生に相談した次男の件ですが、先生から教わったようにほめるようにしたら、少しずつ心を開いてくれるようになって、今では普通に一緒に食事をしています。口数は少ないですが、自分の部屋にひきこもることはなくなって、家内の畑仕事を手伝ったり、私と一緒に釣りに行ったりしています。ときには一人で古本屋に行って古本を買ってきて読んでいます。まだまだ、普通に働くところまではいっていませんが、長い目で見ていこうと思います。人それぞれどのように生きていくかは本人が決めることだと腑に落ちました。そういう気持ちで次男と接すると、次男も居心地が良いのか、少しずつですが心を開いてくれるようになりました。自分の病気が良くなったのも息子のひきこもりが良くなったのも先生のおかげです」

と大和医師にお礼を述べた。

「いやいや、どちらも三平さんの努力が実ったのですよ。私は少し手助けしただけですよ。うつ病のほうは、たとえ症状が良くなっても、抗うつ薬は半年くらい続けて、それから減らしてや

めるようにしましょう」

と説明した。三平はすっきりした気持ちで医院を後にした。

三平は今日もタクシーに乗っている。釣り好きのお客さんと話をしていて、最近アジやカワハギを釣ったことや、その次に大きなアラカブを釣ったことも話した。いずれも次男と行ったこと、次男は釣りが上手で魚をうまくさばいてくれることも話した。昼休みにそのことをふと思い出し、次男の話はこれまでまったく伏せていたこと、でも今は平気でむしろ自慢げに他人に話せることに気づいた。なにか幸せな気分になった。三平は今度は何を釣りに行こうか、次男と今日の夜は作戦会議をしようと考えながら、アジの干物の弁当を食べていた。

ペース・チェンジ

［うつ病］

井上幸紀

「佐藤健太　営業課長を命ずる」

うちうちで上司から話は聞いていたものの、正式な辞令をもらい健太は内心（どんなもんだ！）と気分を高ぶらせていた。

大学では運動部の主力として活躍し、先輩からの強い引きで現在の大手食品会社に就職した。学生時代から付き合っていた愛美とも結婚し、子どもにも恵まれた。これまでの人生は順風満帆であり、これからもさらに上を目指していこうという思いを強くしていた。

ただそのための努力を惜しんだことはない。入社以降、他の同期よりも早く出勤し、人づきあいを良くするために飲み会には必ず参加した。体育会系のノリと言われるが、言われれば少しエッチな歌を歌ったりして場を盛り上げる一方、人を不快にしないように気遣い、自分が酔うことよりも他人を楽しませるように心がけて来た。どうせ働くのであれば同期よりも出世したい、できれば社長にまでと思い、頼まれる仕事はできるだけ笑顔で引き受け、自宅に持ち帰ってでもなんとか仕事を終わらせていた。上司も健太に目をかけてくれ、「無理はするなよ、しんどいときには早く言ってくれれば手伝うから」と常々声をかけてくれていた。実際に困ったことを相談すると手伝ってくれ、すべてが解決するわけではないが、上司を頼れるという安心感だけでも心の支えになっていた。上司が推薦してくれたこともあり、同期の中では一番に課長となり、これまでの上司の下を離れ別の営業部隊を健太が率いることになった。その部隊は大口顧客を多く持ち、将来の出世コースとも言われており、それがさらに健太のやる気を刺激した。

四月に異動をしたが、健太はなんとなく違和感を感じていた。営業そのものはこれまでもやってきたことであるが、顧客がなんとなくよそよそしく、一定の距離を置かれるように感じていた。新たに直属上司となった次長は健太の五歳上で、やはり将来を嘱望されており、その業務量も健太の数倍であった。健太は次長に悩みを相談してみたいと思ったが、あまりに忙しそうにしているため声をかけることができなかった。六月に二人になる機会があり、そのときに意を決して

「次長、実は仕事で少し悩んでます。なんかうまくいかないんですよね、僕は何か間違った対応をしているのでしょうか？」

と話しかけると、

「みんな最初はそんなもんですよ、佐藤課長。課長はできる人だからすぐに慣れますよ。でも佐藤課長でも弱音を吐くんですね、びっくりした」

と笑顔で軽くいなされ、それで話は終わってしまった。

（課長になったからには自分でなんとかしないといけないんだ。みんなそうして出世しているんだ。弱みを人に見せたらダメだ）

健太はそう思い、以後弱気は封印し、笑顔で顧客に対応するようになった。半年が経ち、様々な大口顧客との対応も少しずつうまくいくようになったが、ある大手スーパー担当者の中村とだけはいつまでたってもうまくいかなかった。最初の頃は普通に挨拶をしてくれていたが、最近は健太が挨拶しても中村はそっけなく、ときにはアポイントを取っているにもかかわらず不在にしていることも出てきた。

「中村さん、アポイントお願いしてましたよね？」

健太が後日確認すると、

「そうだっけ？　忙しいしいちいちそんなの覚えてないよ。直前に確認してくれたらいいのに」

と不愉快そうな返事が返ってきた。

（なんだ、こいつ！）と思いながらも得意先の担当者でもあり、

「中村さん、失礼しました。そうですよね。今度はそうさせていただきます」

と笑顔で引き下がり、腹の中の怒りはグッと抑え込んだ。ところが次の機会に確認の連絡を入れると「わかってるよ！　今こっちは忙しいんだよ。くどいよ、佐藤さん！」と早口で一方的に電話を切られ、その後面会したときも中村は渋い顔をしており、商談はうまく進まなかった。それをなんとか改善しようと健太は中村のもとに頻回に通ったが逆効果のようで、そのうちその大手スーパーへの納品量は減り、使用する陳列棚も隅のほうに変更されてしまった。

翌年の四月に次長が異動となり、担当していた多くの案件が再分配された。新たに来た次長は不慣れを理由に元次長の案件の一部、それも成績のいいものを担当することに決め、健太には元次長も手を焼いていた案件が割り振られたが、新たな次長から「佐藤課長ならできますよね。期待しています」と言われると、「はい」と言うしかなかった。

多くのややこしい案件を抱えることになった結果、それまでよい関係を保てていた顧客からは「最近うちに来る回数減ったよね」と言われ、これはまずいと感じ、健太は残業を増やして対応した。その結果一部の顧客の信頼は回復したように思えたが、家に帰るのは常に深夜となり、休日もゴルフなど仕事の付き合いをすることから、疲れはどんどん溜まっていった。

「あなた大変、あなたのお父さんに胃がんが見つかったんだって」

妻の愛美の言葉に健太はドキッとした。母親を早くに亡くし、近くに一人暮らしをさせていた父親が確かに最近痩せてきたことに気づいており、内科に行くように勧めたのも健太である。

（大丈夫だろうか）

心配する健太に愛美が、

「胃の三分の二を取る手術になるそうで、その予定ももう再来週に入れてもらったみたい。お父さん独り身だから、うちが手伝わないとね」

と声をかけてくれた。健太は愛美のことを愛おしい目で見つめ、「頼むね」と伝えた。

手術は無事に済んだが食事を食べやすいように加工する必要があり、愛美は甲斐甲斐しく父親のもとに通い世話をした。バタバタとした夏が過ぎた。秋のある日、夜遅く健太が家に帰ると愛美が疲れた顔で待っていた。

「うちの子、来年中学受験じゃない。お父さんのことでバタバタしていて気づくのが遅れたんだけど、成績下がってきたみたい。このままじゃ志望校が危ないって先生に言われたみたいよ」

愛美は続けた。

「お父さんのところに行くと家が空っぽになって、それが良くないと思うの。でもお父さんは私がいないと食事もできないし、どうしたらいい？」

健太は健太で、年末に向けて新商品の発売が決まり、大口顧客にいかに多く納品してもらうか、いかによい陳列棚を確保してもらうのか、その販売促進をどうするのかなどで頭がいっぱいであった。また以前トラブルとなった大手スーパーの担当者、中村との関係も冷え切ったままであり、新製品の売り上げを上げるためにもその関係の改善が急務となっていた。そこに父親のこと、子どものことが重なり、頭の中が固まってしまったような気がした。

その日の夜は、疲れているはずなのになかなか寝付けず、それでも気がついたら朝の五時であった。出勤は七時でまだ時間はあるものの身体が重く、布団から出られずにいると気がついたら七時になっており、（遅れる！）と無理やり身体を起こして服を着替え、食事もとらずに職場に向かった。その日は一日中だるく、仕事をする気にもならず、書類を単に眺めている状態であった。

（数日経てばまた元気になるだろう）

健太は思っていた。しかし身体が重たく、意欲も集中力も欠く状態は改善しなかった。それでも仕事だからと顧客のところには足を運び、作り笑顔と空元気でなんとか仕事を続けていた。

愛美は義父のところに午前中だけ行くことにし、三食を作り置いて家に帰り、子どもの勉強を見ていた。父親のことが心配な健太は、義務感から仕事の合間をみては疲れた身体を引きずるようにしてその様子を見に行くようにしていた。身体が重い、鉛のような状態は少しずつ増しているように思えていたが、体力に自信のある健太は、ここが踏ん張りどころ、と捉えていた。しかしそのうち、食欲はなくなり食べると吐くような気がして、朝食をとるぐらいなら横になっていたほうがいいと思いだした。七時ギリギリまで目を閉じて横になっておき、時間が来たら義務感からエイヤと起きて職場に間に合わせるというのが日課になっていった。愛美も心配はするものの、(しんどそうな健太さんが少しでも横になっているのはいいことね。でも食事を食べないと身体に悪いわ)と思い、おにぎりを作り「頑張ってね」の言葉を添えて渡していた。

健太は愛美の心遣いに感謝はしていたが、職場についておにぎりを見ても食べる気はせず、結局捨ててしまっていた。仕事も全くはかどらなかったが、家で愛美から「美味しかった？　仕事大丈夫?」と聞かれると「ありがとう、美味しかったよ。仕事もばっちりさ」と伝えていた。頑張れと言われても頑張れない、大切な妻が心配して作ってくれたおにぎりを捨てている、また妻に嘘を言っていることなどが胸の中に少しずつ罪悪感として溜まり、それに比例して身体の重さも増していった。

ついにその日が来た、と感じた。

朝全く動けないのである。頭も真っ白で何も考えられない。仕事に行こうとも考えられない。愛美が何かを言っているようだが、それすら耳に入ってこない。かろうじて愛美が「会社には体調不良で休むって連絡したから」ということは聞こえ、正直ホッとして、なぜかそのまま寝入ってしまった。それから、どれくらい時間が経ったのかわからない。昼か夜かもわからないが、ただ目は覚ました。少しして愛美がやって来て、「大丈夫？　何か食べる？」と声をかけた。何も話したくないが答えないといけないと思い、「いい。ほっといてくれ」とのみ答えた。同じような状況が幾度か続いた。トイレに行く以外はずっと寝ており、食事どころか水分もとらない。

（どこか身体が悪いに違いない。お父さんみたいにがんだったらどうしよう）

心配した愛美が、

「いつもの内科の先生に診てもらいましょう」

と声をかけて来た。本当は起きあがりたくなかったが必死に起き上がり、かかりつけ医に行った。その途中も頭はクラクラするし、周りは何も見えずに人にぶつかりそうになるし、健太自身も何か身体の病気があるに違いないと思い始めていた。かかりつけ医は様々な検査を行い、点滴をし、そして会社を休むことを勧めて来た。

（新製品も出るときだし会社は休みたくない）

強い思いはあったものの、実際起き上がれない自分もわかっていたので、まずは三日間だけ休職の診断書として『過労状態』を書いてもらった。それ以降毎日通院し、点滴も受けた。様々な検査で特に異常は認められないとのことであった。しかし身体の状況は一向に改善せず、

「じゃあもう一週間休んでください。点滴はしませんが、しっかりご飯食べてくださいね」

と言われた。

家に帰ると布団の上、頑張ってもソファーで横になるだけである。それでも仕事のことは常に気になっていた。

（健太さんは心配だけど、子どものためにも家の雰囲気が暗いのはよくないし、昼間は起こしておいたほうがいいわね）

愛美なりに考え、日中はテレビをつけるようにした。愛美にとってテレビは気分転換になったが、健太はテレビを見ても楽しくなく、目がチカチカし音が耳障りで、消して欲しいと思っていた。しかし（愛美は楽しそうだし）と思うと言い出せなかった。食事はというと、義務感で口に運ぶが美味しくない。砂を噛んでいるみたいで味もしないのである。でも愛美に「美味しい？」と聞かれると、心ここに在らずという状態でも「ああ……」と一応の相槌は打っていた。

そしてまた一週間が経ったが、状況は変わらない。かかりつけ医がまた一週間の休職診断書を出そうとしたときに思わず、

「僕は病気なんですか？　検査で悪いところはないし。一週間の診断書もらっても全然良くならない。もしかしたら怠けているだけですか？　気合が足りないだけですか？　職場にはどう説明したらいいんですか？」

とつい口走ってしまった。愛美もその気持ちは同じであった。それを聞いたかかりつけ医は、

「佐藤さんはもともと頑張り屋さんだし、怠けたいなんて思う人ではないのを私はよく知っています。今私が思っているのは、逆に頑張りすぎて、いわゆるうつ病になっているのではないかということです。いい精神科の先生がいるので、私は様子を見てその先生にご紹介しようかとも

考えていたんですよ」

と言った。

（うつ病？　聞いたことはある。職場にも何人かいたなあ。でも、心の病気や精神科なんて僕には縁のないものだと思うけど）

ぼんやりとした頭で健太は考えていた。かかりつけ医は紹介状をさっさと書いて渡してきた。身体の病気とばかり思っていた愛美も驚いたが、（うつ病？　自殺することがあるって聞いたわ！）と恐怖感を覚え、すぐに携帯電話を取りだし予約をした。幸い翌日の昼前に受診できることになった。

「精神科医の小林です。紹介状を拝見しました。すごく身体がお辛そうですね。でも検査をしても何も異常がないのですね。どうしてだろう、とさぞご不安だと思います。その症状がうつ病から来ている可能性はあり得ますので、少しお話をお伺いします」

小林医師は初老の優しそうな先生であった。最初は健太に話を聞こうとしたが話が続かないのを知り（これもうつ病の症状とあてはまるな。でも情報は必要だ）と考え、

「まず奥様からお話を聞いていいですか？」

と愛美から話を聞き始めた。強く心配していた愛美は、健太がいかに優秀な社員でかつ家族想いであるか、父親の病気をきっかけに家庭が混乱状態になり、それに頑張って対応してくれていたこと、その結果、このような状態になり最初は身体の病気と思っていたことなどを詳しく話した。（自殺のことは健太の前では口に出せない）と愛美が気遣っていると途中からは涙が出て来て話ができなくなった。

「佐藤さん、何か言いたいことは？」

と小林医師が話をふって来たが、考えがまとまらない健太は「その通りです」とのみ答えた。

（うつ病と考えていいだろう。でも本人も家族も受け入れられていないだろうな）と思った小林医師は
「うつ病の可能性が高いです。マラソンを走りきると身体が疲れて動けなくなるように、様々なことを頑張りすぎて脳が疲れ切って動かなくなっている状態です。几帳面で努力家などの性格傾向の人がなりやすいのです。脳の中のセロトニンっていう物質が減っている身体の病気ですから薬を飲んで休んでください」

とわかりやすく説明し、最後に「治りますから」と力強く断言した。

（本当に病気なのかな。でも治ると言ってくれているし、信頼しよう）

健太は少し光が見えて来たような気がした。そこで思い切って、

「どれくらいで治るのですか？　僕はどうしたらいいのですか？」

と聞いてみた。返って来た答えは「休職の診断書は三ヶ月書きます」。

（えっ！　そんなにかかるのか？）

「一週間とか書くと、みんなに迷惑をかけないように休みたい、復職したら迷惑かけた分すぐに取り戻したいとか考えて、結局休めないでしょう？」

（……確かにそうだった）

「病気だし焦らないように三ヶ月書きますが、あなたも私もよくなったと本当に納得できたら、復職可の診断書はもっと前でも差し替えて出すから安心してください。まずはよくなってくださいね」

小林医師は健太の不安を取り除くように言葉を選びながら説明した。

「あと病気なのだから、薬を飲んで寝ているのが一番です。日中寝すぎて夜が寝られないよう

なら、昼間起きておいてください。何もしなくていいです。退屈だと思ったら、好きなテレビや本を読んで、楽しめるのか確認してみてください」

（確かに最近、テレビもうっとうしいもんな……）

健太はなんとなく肩の力が抜けるように感じた。

（病気ならあれこれ考えずに先生の指示を守ろう）

愛美も頼れる相手ができてホッとした。

その日の夜はぐっすり眠れた。処方された薬のせいもあるのであろうが、翌日は昼間もウトウトしていたのに、夜はしっかり寝られた。愛美も驚き、

「あなた、すごく寝られるのね。よっぽど疲れていたのね。もう食事以外は寝てていいわよ」

と声をかけてくれた。

二週間もすると寝すぎて腰が痛くなり、昼間はテレビをぼーっと見るようになったが、内容は頭に入らなかった。でも夜が寝られるようになり朝は起きられるのだから、仕事に行ったほうがいいのではないかという思いも頭をよぎった。

「もう仕事に戻れます」

健太は小林医師に駄目元で訴えてみた。

（気合と根性で何とかなると思って焦っているな）と小林医師は見抜き、

「好きな雑誌、スポーツ新聞とかは読めますか？」

と聞いた。

「まだ頭に入りません」

正直な健太の答えを聞いた小林医師に

「好きな雑誌が頭に入らなければ、会社の書類はもっと頭に入りませんよ」

と言われると（なるほど）と思えた。

一ヶ月経つとなんとなく生活リズムも整い、少しはテレビや雑誌が頭に入るようになって来た。また「愛美に迷惑かけてるね。愛美も無理はしないでね」と妻を思いやる余裕も出てきた。その言葉を聞いた愛美は（健太さんに余分な心配をさせたくない）とかかりつけ医と相談し、義父に訪問看護を受けさせ、自分のための時間を確保するなど、愛美自身が心身のバランスを保つように心がけるようにした。家庭内の心配も少し落ち着き、その分会社のことを考える時間も増えてきた。ただ健太は、（会社の書類はまだ読めないだろうな）と自分でも理解し、治療に専念することにした。小林医師の指示は細かく、家庭内生活が整えば買い物や電車に乗ること、図書館に行くことなども勧められ、ひとつずつこなしていく中で少しずつ復職への自信が湧いて来た。

気がつけば二ヶ月以上休職し、会社からは、休職延長であればその診断書を、復職するのであれば復職可の診断書を出すように連絡がきた。小林医師との面談で健太は強く、

「戻れます。戻りたいです」

と主張した。

（本人の思いと家族の見立てがずれていたらまずい）と小林医師は心配し、愛美からも情報を確認して主観的にも客観的にも落ち着いていることを確認し、

「復職可としますが、無理をしないでくださいね」

と認めた。

（やっと治った）

健太も愛美もホッとした。

久しぶりの出勤は思ったより疲れた。ただ周囲の理解、仕事量の配慮もあり、定時に帰ることができた。

「おかえり！　疲れたでしょう？」

愛美は満面の笑みで出迎えた。（この笑顔のためにも、仕事を頑張ろう）健太は強く思った。

二、三日は調子がつかめなかったが、それ以降は起床、出勤、仕事、帰宅、それなりのリズムができてきた。職場は復職支援体制を作り、最初の二ヶ月は労務負荷を軽減してくれていた。

（時間通り帰ってくるかしら）最初は心配していた愛美も少しずつ安心していった。しかし健太は、仕事の配慮のせいで逆に働きにくいとも感じ出すようになった。

（仕事がないのは辛い。みんなより早く帰るのも精神的に辛い。もう俺はできるのに……）

焦りのようなものが出てきていたが、健太はそれに気づかなかった。復職し三ヶ月目に入ると、周囲も健太が休んでいたことは忘れているような対応になってきた。相変わらず上司は「大丈夫か？　無理をするなよ」と声をかけてくれるが、「もう大丈夫です」と笑顔で答えていると、そのうち聞いてこなくなった。健太も（もう俺は大丈夫。前の自分に戻れたんだ。じゃあこれまでの遅れを挽回しないと！）と考えるようになった。以前の顧客は健太の休職を知らず、単に担当替えになっていたと思っていたようで、会えば「相変わらず元気そうだね！　また一緒に一杯行こうよ！」とも声をかけられるようになった。「喜んで！」と答え、飲酒には注意をしながらも、少しずつ帰宅時間が遅くなっていった。

（最近帰りが遅いわ。でも前の健太さんだし、治っているから大丈夫よね）

不安はよぎったが、受験が佳境に入っていた子どもに愛美はかかりきりになっていた。

復職して四ヶ月を過ぎた頃、家で食事をしている健太を見て愛美はドキッとした。痩せているのである。子どものことにかかりきりで意識していなかったが、笑顔も減り、食事量も減っていることは明らかである。

（治ったはずなのに……まさかぶり返したの？）

怖くなった愛美は「ねえ、最近疲れてない？　大丈夫？」とおそるおそる聞くと、「やっと前と同じ仕事のパターンになって、忙しいけど、なんとかやっているよ」。健太の明らかな作り笑顔に愛美の心配はより増えたように思えた。

（ぶり返したんじゃない？なんて言えないし……）

愛美は戸惑いながらも、健太の話を聞くときにはその内容だけでなく態度にまで注意するようになった。

「前、相性の悪かったスーパーあっただろう？　またあそこと関わっちゃって。でも俺の後の担当者も苦労したみたい。今度こそうちがいい棚を取れるよう、頑張ってるんだ」「久しぶりに会った顧客にさあ、最近の佐藤さん、昔より手を抜いてないですか、なんていう奴がいるから、そうでないところを見せるには一段とギアを上げないといけないんだ。でも歳かな、前にできていたことができないんだよな……」

愛美はウンウンと聞きながら、（前と同じように頑張っているんだわ。でも前と同じことをしていたら、結果も同じにならないかしら……）と不安であった。小林医師も繰り返し「ペースダウンしないと潰れるよ」と声をかけてくれており、健太も頭では理屈がわかっていても、いざ顧客の前に出ると気持ちが前に出て、ブレーキがかからないようであった。

（病気の前の健太さんに戻ったことはいいことなのかしら）

愛美にはわからなかった。

（前と同じだ）

健太は思った。朝の身体が鉛のように重く、朝食が喉を通らないのである。

（まずい、でも今日は重要な会議があるんだよな、無理してでも行かないと……）

頭の中を巡らせていた。いつもの朝と明らかに違う健太に気づいた愛美は（ぶり返したに違いない）と確信した。

「お願いだから、今日は小林先生のところに一緒に行って。今日重要な会議があるって聞いているけど、私にはあなたの健康のほうが大切なの」

いつもは笑顔の愛美が目をじっと見つめ、思いつめたように言うのを見て、（俺にとって大事なものはなんだろう。会議だろうか。いや、家族だ。愛美を悲しませることはしたくない）と思い、会社に休むことを伝えた。

小林医師は話を聞き（うつ病が再燃したな。いつもと違う夫によく奥さんは気づいたな）と驚きながら、

「よくその決断をされましたね。良かったです」

と言い、薬の処方を変更した。休職についても話し合い、一ヶ月の休職診断書が出た。健太は

前回様々な経験をしているため、今回は素直にそれを受け入れ、ゆっくりと休養をとった。

（再燃したのは性格が問題かな、気づいてもらわないと）小林医師は感じていたため、復職が近づいたときに健太に
「うつ病は再発しやすい病気で、再発すればするほど繰り返します。再発したくないのは当然ですよね。じゃあどうしたらいいのでしょうか。思い当たることはありますか？」

と聞いた。

最初に復職したときには、健太はうつ病がぶり返すなどと全く考えず、治ったと思っていた。しかし事実また悪化してしまい、もうぶり返したくないのは言うまでもない。

「……ペースダウンして無理をしないことですか？」

健太は小林医師が繰り返していた言葉を思い出し、答えた。小林医師は
「そうですね。でもあなたは昔っから頑張り屋さんで、目の前のことに精一杯対応されてきましたよね。それは決して悪いことではないです。でもそれは、１００メートル走のように全力を尽くしているわけですが、私は仕事はマラソンのように長期戦だと思っているので、その走り方だと持たないんじゃないかって思ってます。佐藤さんは若い頃から体力勝負でこられましたが、

ぼちぼちペースを落として、要領よく走る必要があるのではないですか？　マラソンなら、ペースを落とす勇気があり、タイムロスしても水分補給をする人が最後まで走り続けるのですよね。過去のあなたも素晴らしかったですが、歳とともに生き方、価値観も変えていく必要があるのだと思いますよ。言うのは簡単で、変わるのは難しいですけどね」

最後は微笑みながらわかりやすく説明した。健太は（そうだよな、俺も若くない、子どもも大きくなったし、定年まで働くことがまず大事だよな）と考えると、気持ちが軽くなった。

復職後は自分の健康第一、家族との時間がその次、それを達成するための手段が仕事、そう健太は考えるようにした。顧客との付き合い方も無理をしないようにして、休みの日はできるだけ家族と過ごすようにした。不思議なもので、相性の悪かった大手スーパーとの関係も良くなってきて、長い付き合いとなってきた担当の中村とも雑談をするようになってきた。

「佐藤さんのこと、私苦手だったんですよね。気づいてたでしょ？　私は自己表現が苦手なのに、昔の佐藤さんはグイグイ押してきてたし、自分のペースが壊されそうで嫌だったんですよ。でも最近の佐藤さんとならこんな話もできるようになって、なんか不思議ですね」

笑って話してくれ、一番いいとは言えないが、それなりに目立つ陳列棚を健太にまわしてくれた。

（若いときは若いときで頑張ってきた自信はあった。でも頑張り方には色々とあるんだろうな。逆に言えば、年とともに頑張り方も変えたほうがいいのかな。じゃあ今からは自分や家族を大切にする頑張り方でいいや）

健太の中で何かが変わっていった。

愛美も（健太さんはいつ頑張りだすかわからない。私は応援しながら、いつもと違うようなら早めに先生に相談しよう。これも妻の役目ね）と考えていた。

エリート社員、スローライフになる。

［うつ病］

吉村玲児

アキオは電車の外を流れる景色をぼーっと眺めていた。まだ一八時で外は明るかった。以前の自分は終電近くの電車に乗っていたが多くのビルにはまだ煌々と明かりがともっていた。以前の自分は向こう側にいたんだと思う。こんな早い時間の電車で帰るのはうつ病になる前には考えられなかった。何故か電車の窓に映る自分の顔が自分ではないように思えた。

アキオは東京生まれ東京育ちで、中高一貫の都内では有名な私立高校を卒業した。一流大学の法学部に入学し、中学時代からやっているテニス部に入り、勉強とテニス一色だった。充実した毎日で、四年間があっという間に過ぎていった。大学卒業後は一部上場のイチバン商事に就職した。東京本社、札幌支社、フランクフルト支社を経て、三年前から福岡支社に勤務となった。

家族を東京に残して単身赴任した。住まいは福岡支社のある博多駅から電車で一〇分程の駅の近くにある、会社が用意したマンションで、近くにスーパーも小さな商店街もあり生活には便利だった。会社も東南アジアへの進出に力を入れており、福岡支社への部長としての就任は、そこで一定の業績を残し東京本社に戻るという出世コースが約束されていた。

しかし、福岡市は九州一の人口規模の都市とはいえ東京育ちのアキオには物足りなかった。また、この土地柄になじめるだろうかという不安もあった。アキオには自分の生活スタイルがあり、自分の時間は自分のために使うという強い信条があった。福岡の人たちの、良く言えば開放的で人懐っこい人柄、しかし必要以上にプライベートに関わる付き合い方にはなじめなかった。東京にいる頃から極力意味のない食事会や飲み会への参加は断り、趣味のジャズの演奏会などを一人楽しむことが多かった。福岡には本格的なジャズコンサートも少ない。東京でも福岡でも、彼は社内では仕事はできるがつきあいが悪いという評判になっていたが、アキオにとってそんな評判はどうでもよかった。福岡での生活は一通過点に過ぎない。早く東京に戻りたいとアキオは思った。福岡市中心部の再開発プロジェクトのリーダーに抜擢され、一年前から仕事が多忙となった。朝は七時には出社してマンションに帰るのはいつも零時すぎ。土曜、日曜は東京本社での会議のために出張と、体力的にも精神的にもハードな生活が続いていた。東京に戻ったときに、短時間だが家族に会うことが唯一のくつろぎだった。

そのうち、寝付けなくなった。夜中に何度も目覚めてしまい、赤ワインを飲みながらパソコンを立ち上げて仕事をする生活が続いた。疲れがなかなか抜けず、好きなジャズを聴きに行く気も全く起きなくなった。寝酒のせいか、夢ばかり見た。それも誰かに追いかけられてマンションの屋上から突き落とされるといった悪夢が多かった。寝汗をかいて目を覚ました。その後、寝付けずベッドで悶々として夜が明けることが多くなった。身体は疲労してくたくたで、頭が重くて働かなかった。会議にも集中できなくなった。生あくびが出た。部下の仕上げてきた書類の字面を追うだけで、内容が頭に入らなくなった。気持ちは焦るが、気力も集中力も続かなかった。

不安だけが無限に大きくなりそれに飲み込まれそうになった。漆黒の大きな不安。どうしよう。どうしよう。どうしよう。自殺はできない。いっそ駅のホームで後ろから誰かが背中を押してくれて電車に轢かれたらというバカな考えが頭をよぎった。

もともと健啖家であったが、食事はヨーグルトやエネルギー補給ゼリーしか喉を通らなくなった。体重は二ヶ月で10キロ減少した。頬もこけてげっそりしている様子を妻のエリカも心配している。東京本社時代からの上司で、アキオを引っ張ってくれた福岡支店長のカズヒコからも、

「おまえメンタル的に参ってるんじゃないのか？　うつ病かもしれないよ。一度心療内科か精神科を受診してみたら？」

と勧められた。

うつ病？　自分がうつ病になるわけがない。自分はそんなに弱い人間ではない。しかし、そんな風に上司から思われているということがアキオには心外であり大きなショックだった。とにかく自分が壊れようが全力疾走するしかない。スピードを落とせば後者に追い抜かれる。周囲の期待に応えなければ。周囲に弱みを見せられない。絶対取り繕ってみせる。誰からも悟られてはいけない。誰も信用できない。色々な考えが頭を巡る。

妻のエリカは最近夫のアキオの表情が暗く、覇気がないことを心配していた。東京の自宅に戻っても、口数が少なく声に張りもない。以前は福岡での様子を色々と話してくれた。しかし、この頃は、よくため息をつき、些細なことでイライラすることが多かった。

「あなたおかえりなさい。あなたこの頃疲れていない？　少し痩せたし一度大きな病院で精密検査を受けたらどう？　そろそろあなたも癌年齢だし心配だわ」

エリカも都内の大学の外国語学部を卒業しており、アキオとは職場結婚した。主婦業をこなしながら、月三、四日は都内で同時通訳のアルバイトをしている。

「子どもたちもまだ学生だし、あなたには元気でいてもらわないと。来週、近くの大学病院を受診しましょう。私も付き添うから」

　エリカは病院嫌いのアキオを何とか説得しようとした。しかし、アキオは「ただ疲れているだけなので、大丈夫」と言って首を縦にはふらない。エリカはアキオが仕事や慣れない地方都市での生活に悩み疲れ果てているのではないか。うつ病になってしまったのではないか。そう考え、アキオを九州に単身赴任させたことを悔やんだ。いつも明るくて前向きのアキオがこんな状態になるまで気づいてあげられなかった。

　そもそも家族で福岡に転居していれば——できないことではなかったのではないか？　子どもたちの学校のせいにしたが、本当は自分も通訳のアルバイトをやめたくなかった。私がアキオをうつ病にしたのかも知れないと、エリカは自分を責めた。とにかく、病院を受診させなければ。

「あなた。とにかく病院に行ってください。お願い。私も子どもたちもあなたのことが心配なの」

　気が付いたらエリカは泣いていた。アキオは仕方なさそうに小さな声で

「わかったよ」

と受診に応じた。

エリカに促されて、アキオが渋々受診した品川医科大学病院メンタルヘルス科の外来待合室は多くの患者であふれかえっていた。

コウタロウはメンタルヘルス科の精神科医として、診察室で電子カルテの画面を見ていた。新患は後輩の総合内科の医師からの紹介患者だった。「全身倦怠感、食欲不振、体重減少を主訴に内科を受診しましたが特に身体的な問題はありません。うつ病を疑い、貴科（メンタルヘルス科）をご紹介いたしました」と電子カルテには記されていた。コウタロウは電子カルテ上の患者呼び出し番号点滅をクリックした。ほどなく、エリカから手を引かれるようにアキオが入室した。

「はじめまして。メンタルヘルス科外来担当医のコウタロウといいます。よろしくお願いします」

几帳面で神経質そしてとても繊細な患者というのがアキオの第一印象だった。それから一時間ほどやり取りしていくうちに、様々なことが浮かび上がってきた。慣れない地方での初めての単身赴任。そして、精神的にも体力的にもハードな仕事が契機となり、典型的なうつ病を発症したと考えられた。コウタロウはアキオに向かって

「残念ながら、あなたはうつ病になったと考えられます。症状や経過がうつ病に典型的です。

とにかく今は何も考えずに休養を取りましょう。仕事からもしばらく離れましょう。

うつ病という病気は、身体も心も消耗してしまった状態です。例えば、ガソリンのエンプティランプが点滅した状態で走っている車のようなものです。いずれエンストしてしまいます。心のガソリンを補給しましょう。心のガソリンは急に満タン状態にすることはできませんが、ゆっくりと補給していきましょう。そのためには、無駄にアクセルを踏まず、エンジンを切りましょう。休むことです。いろんな気持ちをためこまずに、話をすることもよいかもしれません。必要であれば、お薬を服用することです。これがうつ病の治療の基本です」

と話した。

「うつ病はメンタル面の強さや弱さとは関係がありません。置かれた状況により、誰でもかかりうる病気なのです。あなたがうつ病になったことは、あなたの人格や能力、価値とは全く関係はありません。自分がうつ病であるということを受け入れることは何ら恥ずかしいことではありません。この状況を回復させるための方法を一緒に考えていきましょう。私の言うことを今のあなたがすぐに受け入れることは難しいでしょう。私があなたのすべてを理解することが難しいように。だから、すぐに納得する必要などありません。たとえば砂漠のサボテンの根に水がゆっくりと沁み込むように、ゆっくりとあなたの心に何かが伝わってくれればそれでいいのです。私はそのお手伝いがわずかでもできると思います」

と噛んで含めるようにゆっくり話し続けた。

コウタロウはアキオに入院を勧めようかどうか迷った。

アキオのようなタイプの者が自宅でゆっくりと質の良い休養をとることが難しいことは経験上よくわかっていた。しかし、品川医科大学病院メンタルヘルス科には閉鎖病棟しかない。そのため、入院治療がかえってストレスとなり、彼のプライドを傷つけてしまう可能性もある。結局、毎週一回外来で診察することを提案した。

「まずは、週一回の外来治療で様子を見ていきましょう。会社も休職しましょう。

今回、うつ病になったのはあなたにとって人生で初めての躓きかもしれませんね。うつ病になることは何かを失うことですが、何かを得ることでもあります。そしてうつ病を癒すには、心に開いた穴を別の何かで埋める作業が必要になります。今まで走り続けた人生からペースダウンすることが必要なのです」

コウタロウは続けた。

「とにかくゆっくりとあせらずにです。スローライフという言葉がありますがご存知ですか。イタリアの小さな村でファーストフード店の進出に対抗して、伝統食や維持的農業を守ろうというスローフード運動が起源と言われています。スローライフは和製英語であり、時間に追われずに、余裕をもって人生を楽しもうという概念だそうです。仕事に明け暮れ、車や飛行機での移動で時間を節約し、食事さえもファーストフードですまそうという大量生産・大量消費社会やモータリゼーション社会への反省から生まれた考え方やライフスタイルのことです。

われわれはいったい誰から《承認》されたいのでしょうか。自分で自分を《承認》しているでしょうか。いろいろな悩みを私と一緒に考えていきましょう。抗うつ薬の中で選択的セロトニン再取り込み阻害薬（ＳＳＲＩ）というグループがありますが、これに属するお薬も処方します。きちんと服用してください。きっとうつ病の回復に役立つと思います。

しかし、うつ病の治療はお薬だけでは不十分です。くどいようですが、うつ病の治療で最も重要なのは生活をペースダウンすることです」

彼の話のすべてが納得いったわけではなかったが、アキオはコウタロウ医師に対して好感が持てた。この医師のもとであれば、しばらく通院してみようと思えた。

抗うつ薬を服用することに対しても抵抗がないわけではなかったが、その薬の作用や副作用への丁寧な説明があり、薬物療法はあくまでうつ病を回復させるのに必要な方法の一つでありすべてではないと強調されたことが、かえってアキオの服薬のモチベーションを高めた。精神科は、ろくに話も聞かずに薬ばかりを処方するだけの医師が多いと聞いていただけに、アキオはこの医師は信用できると感じた。


早いもので、病院を受診してから約二週間が経った。

自宅に家族と一緒にいる安心感からか、夜中に目が覚め悪夢を見ることは少なくなった。肩こりや頭痛も幾分軽くなった気がする。しかし、漠然とした不安も鉛のように重い気分も全く変わりはない。何かをしてみたいという意欲も出ない。明日はコウタロウ医師を受診する日だ。

診察室でコウタロウは尋ねた。

「アキオさん。この二週間いかがでしたか？　何か身体や心に変化がありましたか。お薬を服用されて不都合なことはありませんでしたか？」

コウタロウはゆっくりと温かい口調で診察を始めた。アキオの様子に初診時のような緊張はなく、表情の険しさも和らいでいるように見えた。アキオは答えた。

「夜は少し眠れるようになり頭痛も軽くなった気がします。しかし、それ以外の症状は全く変わりがありません。先生。本当に私のこの状態は良くなるのでしょうか。何も手につかないのも変わらないし、家族が見ているテレビの音にもイライラしてしまいます。正直、薬を飲んでも何の効果も実感できません」

それを聞きながらコウタロウは思った。優秀なエリート社員にありがちなことだが、アキオは芯から休むことができないでいる。

アキオのようなタイプの人間にとって、休むことは取り残されることである。自分がこうして何もしない間に周囲は自分を追い抜いていく。しかし、この状態では走り出すこともできない。そのジレンマでとても焦っていることがひしひしと伝わってきた。

「アキオさん。今は時間を信じて待つことですよ。生産性も何もないこの時間はあなたにとって単に無駄な時間ではないのです。

あなたのような方が、今の状態に強い焦りを感じているのは十分にわかります。しかし、これは、うつ病が回復してゆく中の必要で重要なプロセスです。小さなことですが、少し眠れるようになった。頭痛が軽くなったという良い変化も見られているのです。最初にお話ししたように、まだまだお薬が効いてくる時期でもありません。すべてはこれからです」

ひと月した頃から、アキオは自分の身体と心の変化を感じた。少しの物音に対してもイライラしてささくれ立った感情がなくなった。食べ物の味を感じることができるようになった。

「良い意味で自分も開き直ることができるようになったのかな？」

あれだけ頭の中を駆け巡っていた仕事のことがどうでもよくなっていた。捨て鉢になった訳ではなく、自分がいなくても会社はいつもと変わらずに回っているらしいし、今日一日世界は何の変哲もなく過ぎていく。「生活をペースダウンすること」というコウタロウ医師の言葉が浮かんだ。

「自分は何を急いでいたのだろう。誰と何のために競争していたのか？」

もちろん出世するためには、その分頑張り努力しなければいけない。人よりも一秒でも速く走りよい結果を出すことが求められる。自分はこれまで、またこれからも永遠に速く走ることができると信じて疑わなかった。しかし、歳も五〇を過ぎた。今のスピードではとてもゴールすることはできない。残りの人生は長く見積もっても三〇年程度なのに、何をそんなに自分は生き急いでいるのだろう。そう考えると、不思議と肩の力が抜けた。

自分は本当にやりたいことをしてきたのか？　家族との時間を共有できていたのか？　周囲と調和した生活を送ってきたか？　人生を楽しむ術を知っていたのか？　大袈裟かもしれないが、（今回のことで自分の考え方は確実に変化してきている）と思った。

「アキオさん。あなた随分と変わりましたね」

コウタロウは嬉しそうにそう話した。

「少し考え方に余裕ができた気がしますよ」

コウタロウは思った。この頃のアキオは、うつ病に伴う身体症状だけでなく、不安感や焦り、悲哀感や絶望感、物事へのこだわり、画一的な物の見方、沈んだ気分が確実に良くなってきた。薬にも身体が馴染んでいる。副作用もなく、服薬も規則正しいようだ。休養、薬物療法、カウンセリングにより、抑うつ状態に関しては経過順調だ。しかし、彼はエリート社員であり、うつ病が回復した後には元の職場に戻るという高いハードルを越える必要がある。

さてこれからが一番大事な時期だ。休んでブランクができた間に彼を取り巻く環境は変化している。その環境にいきなり戻すと、そのギャップでうつ病が再燃しかねない。溺れた者が、再び水に入ることに恐怖心を覚えるのは当然で、その恐怖心を少しでも軽くする環境作りが大切だ。

「アキオさん。リワークという言葉を聞いたことがありますか？」

「先生なんですかそれ？　はじめて聞きました」

アキオは首を横に振った。

「前にも話したとおり休みをとることはうつ病の治療には大切なことです。あなたが休職することを決心されて、生活のペースダウンをしたおかげで治療が順調に進んでいると思います。うつ病が回復した後、あなたは元の職場に戻ることになります。そのときに多くの方々が、仕事のペースが上手く掴めずに戸惑ってしまいます。学生の頃、夏休みが終わってしばらく、生活リズムを戻すのに苦労された経験はありませんでしたか？　リワークとは return to work の略語です。復職のためのリハビリテーションプログラムのことですよ」

コウタロウはアキオに、これまで通りの通院に加えて、リワークプログラムへの参加を提案した。品川医科大学病院メンタルヘルス科にはリワークプログラムが準備されており、メンタル疾患で休職してしまい、復職の準備中の患者にとても好評であるとのことだった。

リワークセンターはメンタルヘルス科の外来棟とは別の建物の中にあった。横にはホスピタルガーデン風の中庭があった。一階にカウンセリング室をはじめ集団精神療法を行う部屋などがあり、二階は会社のオフィスのような作りでそこに何台もパソコンが置いてあった。

リワークセンターでのアキオのスケジュールは、相手の考えを尊重しながら、対等に自己主張をしていくコミュニケーションスキルを磨くアサーショントレーニング、ヨガ、パソコン操作、陶芸教室など、仕事の勘を取り戻すことやリラクゼーションのスキルを習得することを目的に設定された。パソコンのキーボードを触るのは久しぶりだった。一日の他愛もない出来事や自分の感じたことなどを散文風に日記として残していった。陶芸では手びねりで自分用のコーヒーカップを作った。子どものときに戻ったようで楽しかった。リワークセンターを一ヶ月利用すると、コウタロウが言ったとおりに生活リズムを整え、ブランクにより生じた社会とのズレを戻すことができた。

診察室でコウタロウはアキオに向かって言った。

「リワークプログラムはお役に立てたようですね」

アキオからのプログラムの感想も、担当の精神科作業療法士や臨床心理士からの評価も非常に良かった。

「具体的に職場復帰する時期のことを考えましょう」

治療開始時から、本人の同意が得られていたので、会社の産業医とは連携がとれていた。

アキオの治療方針や治療経過などは丁寧に書面で産業医に逐次連絡していた。産業医からは、会社の休職システムや傷病手当金などの経済的保障、復職に際しての社内規定などの情報が既にコウタロウに知らされていた。アキオのうつ病は寛解を維持している。アキオに職場復帰の意思があることは何度も確認済みだ。

「今日、職場復帰可能である旨の診断書を産業医の先生宛てにお書きします。会社に提出してください。その後に産業医との面談が設定されるはずです」

産業医がアキオに仕事をする能力が十分に回復していることが確認できた場合、職場復帰の日程が決定する。前回の診察から二週間後、

「先生。元の福岡支店での復職が正式に決まりました」

アキオは元の部署での復職となったこと、復職後三ヶ月間は残業なしでの勤務となること、そしてその際の仕事への適応状況を産業医が判断して、通常勤務に戻ることになりそうだと、先日行った会社の産業医との面談結果をコウタロウに伝えた。アキオ自身もこの計画のペースに納得している。出社後しばらくは、居心地が悪いだろう。職場の同僚たちとの輪の中に上手く入って行けるだろうかという不安も当然感じている。そんな不安が膨らみそうになったときには、リワークプログラムで習ったヨガの呼吸法を繰り返すと、不思議と安心する。自分が暖かい毛布に包まれたような安心感を覚える。「これは本当に良い方法だ」とアキオは実感していた。

エリカは思った。明後日、夫は福岡に戻り、その一週間後から職場復帰だ。大丈夫だろうか。でも夫は以前とは変わった。うつ病になって、家族や周囲にも優しくなった。以前のように常にぴりぴりして、絶対的に合理的でないと気が済まないというところが無くなった。心に遊びと言うか柔軟さができたようだ。今回うつ病と向き合うことを通して、夫は人の弱さや世の中の不合理さを認めることができるようになったのだろうと思う。今回の経験を通じて、自分も夫はいつでも強くたくましいだけではなく、不安に苦悩する一人の弱い人間であることを知った。子どもたちもより深く自分の父親を理解できたのではないか。

アキオは福岡に戻ると、マンションから会社まで電車で出かけた。ちょうど通勤訓練にもよかった。そのついでに支店長に挨拶によった。

「君が元気になり安心したよ。最初はあまり張り切りすぎずにまずペースをつかめばいいよ」

という上司の言葉がありがたかった。復職する際の上司からの温かい声かけは本当に心強いものだとつくづく感じた。

明日からいよいよ出勤と思うとさすがに緊張して前の晩はなかなか寝付けなかった。出社当日も朝五時に目が覚めた。顔を洗い、パジャマのままヨガをして、パンと野菜ジュースと紅茶の軽い朝食を済ませた。新聞に一通り目をとおして、服を着替えた。マンションを出て、駅までの道をゆっくりと歩いた。街路樹の欅の緑が目に優しかった。電車は満員だったが、東京とは違い身動きできない程ではない。福岡の中心部の駅から、会社までは歩いても一〇分だ。会社のビルが見えてきた。守衛に挨拶してエレベーターホールに向かった。

同じ部署の若手社員が自分を見つけて駆け寄ってきた。

「アキオさん。今日から出社ですね。元気になって良かったですね。またよろしくお願いします」

自分の部署のある階でエレベータを降り、自分のデスクに向かった。ドアを開けたときには少し緊張した。思いがけなく皆から拍手が起こり、自分の復帰を喜んでくれる言葉が口々に聞かれた。こんなことは初めてで少し戸惑った。「これが福岡の人情か」。危うく涙が出そうになった。

「ありがとう。慣らし運転からの復帰になるが、またどうかよろしく頼むよ」

と仲間への感謝の言葉が自然と口をついて出た。

復職して三ヶ月間は八時半に出勤して、一七時半には会社を出た。週に二回は会社帰りにマンションの近くのスポーツクラブのプールでゆっくりと500メートル泳いだ。何も考えることなく無心に水中で手と足を動かすことが気持ちよかった。泳いだ後は心地よい疲れを感じながら床につくことができた。昔の仕事の感覚やリズムが徐々に戻ってきたが、アキオは常に80％の力で仕事をして、余力を残しておくことを肝に銘じていた。アクセルを踏み込みそうになったときには、コウタロウの「スローライフ」という言葉を想い出すようにしていた。

復職して約二ヶ月後に産業医との面接があった。産業医からは、現在の体調、メンタル面の状態、仕事の能率や仕事で困っていること、職場環境や人間関係などについて聴かれたが、アキオとしては何も問題は感じていなかった。

「順調なようですね。上司の方の評価も良かったですよ」

と産業医は述べ、一ヶ月後から残業制限を解くことが提案された。アキオも通常勤務形態に戻すことに対しては自信があったし、不安もなかったのでそれを了解した。そして産業医との三〇分間の面談は終了した。

ある朝、コウタロウの外来デスクに一通の封書が置いてあった。差出人はアキオだった。

コウタロウ先生ご無沙汰いたしております。お元気にされておられますか。私もようやくこの福岡の地になじみゆっくりと生活しています。

早いもので復職してからもうすぐ一年になります。先生からご紹介いただいたこちらのメンタルクリニックに月に一回通院を続けています。主治医の先生からはそろそろ抗うつ薬を減らしてゆくことを提案されました。休みの日には、最近は魚釣りに出かけています。職場の同僚に船を持っている奴がおり、一度海釣りに誘われて行ったところ、それ以来釣りの虜になってしまいました。まだまだ初心者ですが。福岡は玄界灘に面しており、車を三〇分走らせるとよい釣場が沢山あります。皆で釣った魚を料理して、ガーデンパーティを開いています。あれだけ早く東京に戻りたかった自分ですが、今は福岡を離れたくないくらいです。

私は先生に、うつ病の治療だけでなく、人生をしなやかに生きる術を教えていただきました。先生との出会いが自分の大きな財産になりました。本当にありがとうございました。そして、うつ病が家族をはじめ、周囲との繋がりの中で自分が生きているということを教えてくれたのだと思います。

手紙には、夏の海を背景に日焼けした笑顔を浮かべているアキオの写真が添えられていた。

激昂と絶望の果てに

［双極Ｉ型障害］

寺尾　岳

「てめえは何を考えてるんだ！」

と浩司がテーブルを叩き始めた。「また、始まった」と明子は暗澹たる気分になった。

食事中に少しでも気に入らないことがあると、浩司は暴言を吐き、テーブルを叩く。これが、最近はどんどんひどくなっているのだ。

学生時代に付き合い始めてから一〇年、結婚してから五年になるが、明子の把握している限りでは、学生の頃は非常に優秀で他人に優しく、試験前は成績の悪い同級生に自ら進んで講義ノートを貸し出していた。就職も地元の地方銀行の内定を断って都市銀行に就職したが、内定を断るときにも何日も地方銀行に申し訳ないと悩んでいたものだ。明子が今になって振り返ってみると、浩司の態度は何様というか尊大というか、別に浩司がその地方銀行に行かなくともどうということはないのに、浩司は自分が内定を断ることでその地方銀行に損害を与えるかのように悩んでいた。浩司には常に人より自分が優れているという意識があったのかもしれない。それがどんどん増長して、こんな状態になってしまったのかもしれないと明子は思った。

そのとき、

「おい、聞いているのか！」

という怒鳴り声とともに、明子の頬に衝撃が走った。浩司が明子の頬を平手打ちしたのだった。咄嗟に明子は立ち上がり、

「もう、あなたとは一緒に暮らせません」

と叫ぶように声を上げ、隣の部屋でおびえていた五歳の息子の真一と一緒に家を出た。

家のドアを閉めた後で、明子は自分たちがどこに行くのかまだ何も考えていないことに気づいた。真一に

「どこへ行こうか？」

と尋ねたら、真一は

「じいちゃんのところへ行こう」

と即答したので、一緒に実家に戻った。明子の実家は車で一〇分くらいのところで、幸いなことに両親は健在だった。突然明子が戻ってきたので両親は困惑した様子であったが、孫の真一も一緒であるのを見て喜んだ。明子から事情を聴いて、父親は

「浩司君が落ち着くまでは、しばらくここにいなさい」

と言ってくれた。

明子はようやく緊張の糸が切れてその場で泣き出した。頃合いを見て、母親が「今日の晩御飯の残り物だけど温めたので食べなさい」と食事の支度をしてくれた。泣き疲れた明子と真一はようやく自分たちが空腹であったのを思い出して、出されたものを一心不乱に食べた。

その頃、浩司は電灯を消した暗い部屋で一人頭を抱えていた。

（俺は一体どうしたんだろう）と、浩司は思った。何度も明子の携帯に電話しようとしたが、できなかった。何と言って詫びたらよいのか、明子をはじめて叩いたのを詫びるのは当然として、それまでの自分の態度も謝るべきか、あるいは謝ったとして今後また同じことを繰り返すかもしれない。となると、何と言って謝るべきか、わからなくなった。

その夜、浩司はまったく眠れなかった。寝ようとしても頭には後悔すること、泣きたくなること、腹が立つこと、懺悔したくなること、思い出したくもないこと、ともかくいろんなことが次々と押し寄せてきて、頭がはちきれそうに一杯になった。

翌日、浩司はまったく眠れていない状態で出勤した。

浩司の勤務先は全国的に名の知れた都市銀行で、浩司は本店勤務だった。ただし、出世コースをはずれて単純な照合作業を行う部署に回されていた。パソコンの画面の情報と手元の帳簿の情報を突き合わせながら、齟齬がないかチェックするだけの、何の面白みもない仕事だ。

（こうなってしまったのは）と浩司は思い出しながら怒りで帳簿をめくる指が震えた。（あの上司のせいだ！）と浩司は心の中で叫んだ。入行後まもなく、浩司は他の新入行員と同様に営業店に配属された。そこで、浩司は営業活動に地道に努力を重ねて、ある老夫婦から数千万円の大きな契約をとった。銀行の扱う投資信託を丁寧に説明したところ、退職金がタンス預金になっているから投資信託を買うと言ってくれたのだ。その日の夕方、営業店に戻って上司に報告すると、すぐに上司が老夫婦に連絡を取り、投資信託ではなく、外貨預金を勧めた。老夫婦は上司の強引な勧めに従い、有り金すべてを円から新興国の通貨に替えた。その結果、一年後にはその通貨レートが暴落して老夫婦の退職金は三分の一に減ってしまった。そうなってから、上司は浩司に責任を押し付けて本店の閑職に自分を左遷したのだ。自分の勧めた投資信託のほうは着実に基準価額を上げていったので、すべて上司の判断ミスであり、その責任を自分に押し付けたとしか言いようがない。上司の邪魔さえなければ、自分は出世していたはずだ。ここ数年間はずっとそのことが頭にあって、家でも妻や子どもに優しくできなかった。そしてついに、妻に暴力を振るい、妻子は家を出てしまった、と浩司は考えた。

自分には、もはや将来はない。そう考えたところで、浩司は死ぬ決心をした。

その夜、浩司は明子に遺書を書いた。今までの自分を反省し、しかしもはやどうしようもないところまで落ちてしまったので、死を選ばざるをえないこと、真一のことをくれぐれもよろしく頼むなど、何度も何度も言葉を選びながら、というよりも出てこない言葉を無理矢理探し、切れかかった糸を紡ぐかのように遺書を書いた。遺書をまとめるのに疲労困憊した。どうやって自殺するか、その方法を考える途中、頭があまりにも過敏になっていたので、少し休ませようと、以前かかりつけの医師から処方してもらった睡眠導入剤を五錠ほど飲んだところで、そのまま机に突っ伏して寝てしまった。

どのくらい時間が経ったのであろうか、浩司は深い海の底から浮かび上がってくる自分を感じていた。自分の名前を呼ばれているような感じがして、肩をつかまれて揺さぶられるのを感じた。

「浩司さん、大丈夫ですか？」

それは妻だった。

「どうしてここに？」

と訝しげに浩司は聞いた。

「あなたのことが心配になって、今朝、真一と戻ってきたのですよ」

と明子は答えた。

「私の友達のご主人が精神科のお医者さんをしていますから、今から一緒に行きましょう」

と明子は言った。

「何も、今すぐでなくてもいいじゃないか」

と浩司は答えた。

「いいや、あなたは死ぬことを考えていたのですから、すぐにお医者さんにかかるべきです」

と真剣な面持ちで明子は話し、その手には浩司の書いた遺書が握られていた。

浩司の住む地方都市の繁華街に米山精神科クリニックはあった。

「この度は大変でしたね」

と精神科医の米山は浩司に声かけした。

あらかじめ明子が自分の妻に伝えていたので、米山はおおよそのことは聞いていた。今までの経過を浩司自身から聞いたところ、妻に暴力を振るったことも包み隠さず話してくれたので、米山は浩司の陳述が信用できるなと考え始めていた。自分に都合の悪いことは隠す患者もいて、そうなると全体像が大きくゆがんでしまうのだ。浩司の話を聞き終わると、米山は一呼吸置いて

「大体の経過はわかりました。あなたが怒りっぽかった時期は躁状態で、今回絶望して死ぬことを考えたのはうつ状態かもしれません。そうなると、双極性障害という病気にかかっていた可能性が高いと思います」

と説明した。その言葉を聞くや否や浩司は首を横に振って、

「先生、それは違いますよ。自分が怒ったのはちゃんとした理由があるんです。絶望して死にたくなったのもちゃんとした理由があるんです。いったい、どこに病気という証拠があるんですか？」

と米山を問い詰めた。米山は穏やかな口調で

「たしかに、それぞれ理由があるかもしれません。しかし、理由があろうとなかろうと、精神

的な問題でその人の生活に支障が出てきたときには精神障害という病気として扱うことになっているのです。

実際にあなたは長期間にわたって奥さんに暴言を吐いたし、最近は暴力まで振るった。そのときの精神状態は、先ほどのあなたのお話から推定するに、もともとのあなたの精神状態とは異なりますよね。怒りっぽさに加えて奥さんを卑下し、口数が明らかに多くなり、頭にはいろんな考えが浮かび、注意が散漫になりましたよね。死ぬことを考える前には、気分が落ち込み、悲観的になり、身体もきつく食欲もなくなりましたよね。夜も眠れなくなった。

このように、躁状態にしてもうつ状態にしても、いろんな症状が星座のように揃ってきますので、通常の精神状態とは異なることがわれわれ精神科医にはわかるのです」

と諭すように話した。

しばらく沈黙が続いた後、浩司が口を開いた。

「そう言われてみると、自分でもおかしいと思っていました。自分で自分の感情がコントロールできないし、むしろ感情に自分の行動も振り回されていました。先生の言われる通りかもしれません。それで、自分の診断は双極性障害なのですか？」

と米山に問うと、

「双極性障害には躁状態のある双極Ⅰ型障害と、躁状態はなくて軽躁状態のある双極Ⅱ型障害があります。あなたの場合には、双極Ⅰ型障害と考えます。ただし、脳に何か出来物があったり、甲状腺機能がおかしくなったりすると、双極性障害に似た状態になることが知られていますので頭部ＭＲＩ検査や血液のホルモンなどを調べる検査が必要です。これらの検査を並行して行いながら、気分を安定させる薬すなわち気分安定薬を服用してもらいます」

と米山はゆっくりとわかりやすく説明した。

一呼吸置いて、「わかりました」と浩司は頭を下げた。その横には安堵した表情の明子が座っていた。米山の書いてくれた診断書で休職となり、浩司は自宅静養となった。

このようにして、浩司の精神科治療は始まった。毎日きちんと気分安定薬を服用し、毎週、米山のクリニックに通院した。頭部ＭＲＩ写真も血液検査もまったく異常は指摘されなかったため、浩司の精神科診断は双極Ⅰ型障害に確定した。

浩司は自分が病気であると言われて、むしろ気持ちが楽になったと感じていた。米山からも

「暴言や暴力は決して良いことではないが、病気の症状とみなしなさい」

と言われて、免責されたような気持ちになった。免責された以上は病気の治療に専念しようと思った。気分安定薬には即効性はなかったが、血中濃度を測りつつ、投与量を調整していく過程で、少しずつ落ち込みも改善した。悲観的な考えもなくなり、冷静に自分を見つめることができるようになった。食欲も回復し、睡眠も取れるようになった。通院し始めて三ヶ月くらいたった頃、米山は浩司にリワークを勧めた。

「随分、安定してきたので、そろそろリワークをやりましょう。リワークというのはreturn to workを略したもので、復職するためのリハビリテーションのことですよ」

「具体的にはどんなことをするのですか？」

と浩司は聞いた。

「うちのクリニックの中にその施設があるのですが、受付の左手に広いスペースがあるでしょう。あそこに、毎日通うのですよ」

「そういえば毎日あそこで何か活動していますね。診察を受けずに何をしているんだろうと思っていました」

「それがリワークです。朝九時から開始して昼休みの一時間をはさんで午後四時まで、一日六時間を皆で行動します。メニューはいろいろですが、最初は卓球などの運動やヨガなどをして、徐々にパソコンでの文章作成や模擬会議などを入れていきます。認知行動療法やマインドフルネス瞑想も入れていきます。休職に至った経緯を振り返り、復職に向けて改善すべきところを自分なりに整理していきます。そして、毎月様々な角度から復職に必要な機能がどの程度回復したかを評価していきます」

と米山は説明した。

「先生、是非、リワークに参加させてください」

と浩司は米山に言った。

その日から、浩司は勤勉にリワークに通った。今までは、週に一回クリニックの受付の右手の診察室に入って行き、今でも二週間に一回は診察室に行くが、毎日行くのは受付の左手のリワーク室だ。二〇代から五〇代まで男性も女性も一五名くらいが参加している。

浩司は卓球もヨガもパソコンも模擬会議も一生懸命に取り組んだ。認知行動療法で自分の考え方の偏りに気付き、それを修正する工夫も身に付いた。マインドフルネス瞑想で自分の身体や心の状態に気付くこと、ありのままに受け入れる練習をした。そうこうしているうちに、リワーク終盤の「休職に至った経緯を振り返る」段階に入った。浩司はいかに自分が銀行で有能であったか、ある老夫婦から数千万円の大きな契約を取ったにもかかわらず、上司から裏切られ、左遷されたか、を熱く語った。リワークの参加者たちは皆、浩司の言うことに共感してくれた。「なんて上司だ！」とある患者は怒ってくれた。浩司は、溜飲が下がる思いをした。

しかし、それから数日後のことである。リワークの帰りに書店に寄ったところ、そこで昔の同僚とばったり出会った。仲の良い同僚であったので、立ち話ではなく、近くの喫茶店で話をすることになった。同僚は今でも銀行で働いていて、課長に昇格していた。浩司は引け目を感じながらも、正直に自分の状況を話した。そして、リワークの皆の前で、ある老夫婦から数千万円の大きな契約を取ったにもかかわらず、上司から裏切られ、左遷された話をしたら、皆が共感してくれたことを嬉しそうに同僚に語った。同僚は一瞬戸惑った様子を見せたが、一呼吸おいて

「お前はずっと長いこと勘違いをしていたようだな」

と言い出した。

「どういうこと？」

と聞くと、同僚はしばらく無言でいたが

「ずっと間違ったことを信じているのも気の毒だから」

と話し出した。同僚によると、その当時、浩司の押しがあまりに強いので恐れをなした老夫婦が、浩司に黙って、上司に相談していたという。そもそも、老夫婦が年金を外国預金に入れたがっていたのに、浩司がまったく聞き耳を持たずに、投資信託を強引に勧めたと老夫婦が上司に連絡したらしい。同僚も同じ上司の部下であったので、上司からそのことを聞いていたという。

「では、そのときになんで教えてくれなかったんだ」

と浩司は同僚に食ってかかった。

「おぼえていないかもしれないが、当時のお前は一方的に自分の主張を押しつけていたので、言っても無駄と思ったのさ。外貨預金で損をしたのは老夫婦の責任だし、そのことについては何も文句は言ってこなかった。ただ、お前の強引なやり方に相当不満を持っていたらしくて、上司のレベルでとどめおくことができず、人事が異動の指示を出したのだ。お前が異動になってしばらくの間、上司は散々悩んでいたぜ」

と同僚は話した。浩司は言葉を失っていた。

その週に受診したときに、浩司は同僚とのやりとりを米山に包み隠さず話した。米山は、

「そういうことなら、銀行に入ってまもなく躁病が発症して、そういうことになったのかもしれないね。入行当時に自分が活躍したと思っていたことは、実は躁病の症状のために過活動になっていただけかもしれませんよ。ともかく、今まで間違ったことを信じていたのが訂正されて良かった。上司を恨むことはやめようね」

と浩司に話した。

「先生、簡単に言わないでくださいよ。今まで、自分は能力の高い銀行員なのに、悪い上司のために失脚して左遷されたと考えていたんですよ。その上司に、恨み晴らさでおくべきか、というのが私のエネルギーの源だったのに――。それが私の勘違いとは――」

「いやいや、過ちては改むるに憚ること勿れ、ですよ。人生、何度でもやり直しはききますよ」

「先生、本当にそう思っていますか？」

怒ったように睨みつける浩司に対して米山は

「まだ躁状態が十分には落ち着いていないようなので、気分安定薬を増やしておくよ。前回の検査で、濃度があまり高くなかったしね」

と説明した。

「そっちですか！」

と浩司は苦笑いして診察室を出た。

リワークに通い出して三ヶ月後には、浩司は上級コースに入り様々な認知トレーニングの結果、十分に認知機能が回復したと評価された。休職に至る過程の大いなる思い違いもなんとか訂正でき、自分の経験した不都合のほとんどが病気の症状であったと腑に落ちた。そして、双極Ⅰ型障害という病気の特徴もなんとなく理解できた。下手をすれば人生を狂わせてしまう危険性をはらむ、この双極Ⅰ型障害の怖さを知りつつ、しっかりと治療して復職しようと浩司は決意を新たにしていた。

家では、笑顔で明子や真一と接することができるようになった。浩司は毎日リワークが終わると真一と一緒に近くの公園に遊びに行って、家に戻ると一緒に風呂に入るようになった。以前は

浩司のことを怖がっていた真一はすっかり浩司になついて
「パパがずっとお休みだったらいいのにな」
と言うようになった。浩司は明子にも優しく接するようになり、これまで支えてくれたことに対しての感謝の気持ちを言葉にするようになった。
そうこうしているうちに、米山が診察の場面で
「精神的には随分安定したようなので、そろそろ復職の診断書を書きましょうか」
と言い出した。
「復職していいんですか？」
と浩司が聞くと、米山は
「私はその時期に来たと思っているので、復職可能の診断書を書こうと思う。ただし、これは主治医の判断で、銀行側の判断ではない。おそらく、この診断書を銀行の保健師さんに渡すと、産業医の面接があって、復職が可能ということになれば、復職先や仕事の内容、半日勤務か全日勤務か、実際の復職日も含めて、具体的な復職の仕方が復職審査委員会で審議されることになるでしょう」

と説明した。

「そうですか。先生が復職ＯＫと言うので銀行もＯＫではないんですね」

「そういうこと。だって、私は銀行の中のことを知らないので、仕事のことにまでは口は出せないし、出してはいけないと思う。あくまでも、主治医として病気がよくなったかどうかという判断の枠内での診断書になります。実際に働けるかどうかを判断するのは産業医で、働く場や内容を決めるのが復職審査委員会になります」

「わかりました」

等々、二人はやりとりした。

その後、米山の書いた診断書を浩司が保健師に出して二週間後に産業医との面接があり、さらに復職審査委員会で復職が正式に決まったのは三週間後であった。

驚くことに、浩司の復職先は本店勤務の融資部になっていた。復職審査委員会の結論としては、「もともと能力がある人なので、単純な照合作業を行うだけではそれ自体がストレスになっていた可能性がある。このままその能力を埋もらせてしまうよりも、病気の再発が生じない程度にチャンスを与える」ということであったらしい。一般的に、復職に際しては元の部署に戻すのが原則と言われているが、これは例外的な処置と考えられた。もちろん最近では、原則にとらわれることなく、特に人間関係から来るストレスが大きな場合には、復職時に他の部署に異動させることもしばしば行われている。

いずれにしても、以前の浩司であれば狂喜乱舞していたであろう。しかし、失敗や病気、リワークでの振り返りを通じて、思慮深くなっていた浩司は、うれしさの反面、果たしてうまくいくかどうか不安でもあった。その話を聞いた米山は

「うれしさがアクセルになり、不安がブレーキになる。それらをうまく使い分けて、安全運転してください」

と話した。

自宅でその報告を聞いた明子もうれしさの反面、不安があった。浩司は米山から聞いた話を明子にすると、

「そうね。いつまでも運転しないでいると、運転自体を忘れてしまうわね。ただ、今まではアクセルしかなかったのが、ブレーキが加わって良かったわね」

と言いながら、言い過ぎたかなと、明子は一瞬ヒヤッとした。しかし、浩司は以前のように切れることはなく、穏やかに

「そうかもしれないね」

と素直に認めた。

そのような浩司を見ながら明子は、今度の復職はうまくいきそうだと少し安堵していた。

揺り戻し——うつから躁、そして

〔双極Ⅰ型障害〕

吉村玲児

サブロウは東京の難関大学法学部の四年生。関東の地方都市にある公立校を卒業して、現在の大学に入学した。高校時代は硬式野球部に所属して三年生のときには主将も務めた。性格は明るく、面倒見が良くて後輩からも頼られる存在だった。何にでも一生懸命取り組み、スポーツだけではなく学業の成績も優秀であり成績は常に二〇番以内だった。

高校三年時、野球部の主将を任されたときに、その重圧から、元気がなくなり練習を一ヶ月間休んだことがある。家族や部活の顧問は心配したが、そのときは自然に回復した。

受験時期はとにかくよく勉強した。その結果、第一志望である今の大学に入学した。将来は東京都内の銀行に就職したいと考えていた。しかし、自分の希望した銀行の採用内定はもらえずに、地元の銀行への就職が決定した。両親は息子が地元に戻ることをとても喜んだが、サブロウにとって東京を離れることは大きなショックであった。大学一年から交際を始めた恋人シズエは、都内の証券会社への就職が決まったので彼女と遠距離恋愛になることも不安だった。シズエとはいずれ結婚も考えている。しかし、地元は東京から新幹線で一時間程度である。内定をもらえた地元の銀行で心機一転頑張ろうと今は考え直して納得していた。

ところが、訳もなくひと月前より、気分が沈み、何もする気が起きない。ゼミに出ても内容が理解できない。漠然とした不安感、不眠、食欲低下、頭の重さなどの症状が出現した。シズエのすすめもあり大学の保健センターの医師に相談した。まず内科的な診察や検査を受けたが何の異常もなかった。そこで保健センター長であり精神科医でもあるスドウに紹介された。

スドウ医師は、サブロウの訴えを聴き、真っ先にうつ病の可能性を考えた。

「卒業、就職という現実を前にしてうつ状態になっている可能性があるね。一度、メンタルクリニックを受診して診察を受けたほうが良いと思うよ。大学周辺でもいくつかのクリニックがある。君さえ良ければ、私の大学時代の後輩が駅前のビルで開業しているのでそこを紹介しよう」

スドウは不安そうなサブロウの目を優しく見つめながら柔らかい言葉で続けた。

「専門家にきちんと診てもらい、どのような対応が必要か考えたほうがいいと思う。紹介先が私の後輩のところだと、連携も取りやすい。ご両親には、私から、今回のことを連絡しようか」

よろしくお願いしますというサブロウの返事を受けて、スドウは早速サブロウの実家に連絡をした。電話には母親が出て、明日上京して一緒に受診するとのことになった。

「今晩にでもお母さんが出てこられるそうなので、紹介先のクリニックには明日午前一〇時に予約を入れたよ」

とサブロウに伝えた。

サブロウの母、セツコにとり上京するのは二年ぶりである。セツコ自身も東京の女子大を卒業しているので、東京の地理には詳しい。東京駅で地下鉄に乗り換え三〇分程で息子の住んでいるアパートに到着した。せっかく地元の銀行に就職内定をもらえて喜んでいた矢先に、スドウ医師からの連絡を受けた。不安でたまらなかった。

「どんな具合なのかい」

セツコは心配そうに尋ねた。

「とにかく、憂うつで何もやる気が起きないんだ。気ばかり焦るんだけど、最近は睡眠もあまりとれてないし、食欲もわかない。保健センターの先生からは今の状態はうつ状態なので、メンタルの専門家に診てもらったほうがいいって言われた」

「先生のおっしゃるとおりに、明日母さんと一緒に病院を受診しよう。とにかく食べないと体にも悪いから、お前の好きな物でも作ろうかね」

セツコは近所のスーパーで材料を買ってきて、サブロウの好物の親子丼を作った。しかし、頑張っても半分程度しか食べられなかった。

翌朝、サブロウとセツコはスドウから紹介を受けたメンタルクリニックに向かった。通勤・通学の時間帯を過ぎていたので、地下鉄は空いていた。皆スマートフォンで音楽を聴いているか、送られてきたメールに必死で返信していた。いつもの見慣れた風景である。しかし、サブロウにはその風景が自分とは全く関係のない世界のように感じられた。最寄り駅で電車を降りた。地下鉄駅の出口の目の前に五階建ての赤レンガ色のビルがあり、その最上階にソラヤマメンタルクリニックはあった。ビルの外見は古かったが、クリニック内は最近リノベーションされたばかりで、とても明るくてきれいだった。待合室の中央には大きな観葉樹があり、天窓からは柔らかい日差しが差し込んでいた。三〇分の待ち時間の後、診察室に招き入れられた。

「こんにちは、はじめまして。精神科医のソラヤマです。サブロウさんとお母さんですね。スドウ先生からご連絡を頂いています。ここはすぐにおわかりになりましたか？　うつ状態であるとお聞きしていますが、何かきっかけがおありですか。いつ頃からどのような症状があるのかを詳しくお聞かせいただけますか」

サブロウの口からは、特に思い当たるような大きな原因はないこと、しいて言えば希望の都市銀行の内定がもらえなかったことがショックであったが、今は地元の銀行への就職にも納得しているし両親の期待にも応えられてよかったと思っていることなどが語られた。寝つきが悪く朝早く目覚める、身体のだるさ、食欲低下、気力や集中力低下、気分が晴れずに何をする意欲もわかない、恋人と会うことも億劫で性欲も全くないこと。今の状態だと、大学を卒業できずに、せっかくの内定も取り消されるのではないかという不安や焦りも強いこと。自殺したいとまでは思わないが、現実感が全くわかないことなどが丁寧に述べられた。

一通りの診察を終えた後で、ソラヤマはサブロウとセツコに説明した。

「うつ病である可能性が高いと思います。早速治療が必要となります。まずしっかりと休養することです。薬物治療も必要でしょう。現在、うつ病の治療薬として多く用いられている選択的セロトニン再取り込み阻害薬（ＳＳＲＩ）という薬を処方しますので、きちんと服用してください。一般的に、このお薬の効果が出るまでには二週間から四週間くらいかかります。不眠に対しては、どうしても眠れない場合には睡眠薬も処方しておきますので、服用されても結構ですよ」

それと、しばらくは必ず毎週受診するようにと念を押した。

一週間後、サブロウは予定通りにソラヤマ医師のクリニックを一人で受診した。先週と比べて気分は随分回復して、強く感じていた不安も嘘のようになくなっていた。睡眠も食欲も順調に改善していた。母親も安心して二日前に地元に帰っていった。

「先生のおかげで、本当に良くなりました。先週の自分が別人のようです。今までくよくよと悩んでいた自分は何だったんだろうと思います。本当にありがとうございました。明日からまた大学に顔を出そうと思います」

ソラヤマ医師は、

「うつ病の改善は一直線ではなく、必ず揺り戻し現象があるので事を急がないように。復学はまだ早いし、通院は続ける必要があります」

と言った。サブロウは納得がいかなかったが、その場ではただ

「はい。わかりました」

と答えておいた。

「先生はああ言ったが、自分はもう大丈夫だ」

結局、サブロウはソラヤマ医師の意見を無視して自己判断で通院を中止した。

朝の目覚めはとても良かった。うつうつとした気分もない。しばらくのブランクがあったことも全く気にならなかった。登校時間まで間があったので、スポーツウェアに着替えて久しぶりにジョギングに出た。まだ、人通りの少ない夜明けの風がとても気持ちよかった。サブロウの大学は東京でも郊外にあるので、周辺に緑も多い。一時間ほど走ったあと、簡単な朝食を摂り大学に向かった。ゼミの仲間は自分が回復したことをとても喜んでくれた。その日は快気祝いの飲み会を開いてくれた。久しぶりに酒を飲み深夜まで仲間たちと盛り上がり少し飲み過ぎてしまった。

サブロウの恋人であるシズエは、サブロウが順調に回復して大学に戻ってきたことは何よりうれしかった。その一方で、彼がいつもより少し元気すぎるのではないか？という不安も感じていた。声が大きいし、少しおしゃべりになり、自分への電話も増えた。夜中でもかまわず頻回に長電話をしてくる。元来サブロウは無駄話をしないし、用件のあるときにしか電話はしてこないタイプであった。

（本当に大丈夫かしら。私の杞憂だったらいいけど）

しかし、残念ながらシズエの不安は現実的なものになった。サブロウは、日ごと異常にエネルギッシュな様相を呈してきた。ゼミの授業では、時間中サブロウが一人で喋り続けた。指導教授が制止しようとすると、教授に激しく噛みついた。

「あなたより、私のほうが数倍優秀なんですよ。私のこの卒論はいずれ世界中が注目することになるでしょう」

満面の自信を浮かべて、滔々と続けた。たまりかねた、指導教授が、

「そろそろ時間なので、終わりにしましょう。サブロウ君、続きは次回のゼミで議論しましょう」

と打ち切った。

（明らかにおかしい）

シズエは保健センターのスドウ医師に連絡した。スドウの部屋を訪ねたシズエは、

「先生どうしたらいいでしょう。彼がようやく大学に出てこれるようになったと喜んでいたら、一週間後ぐらいしてからまるで人が変わったように大声で喋り続けたり、攻撃的になったり、夜もあまり寝ていないと思います」

と心配そうな口調で相談した。

これは困ったことになった。スドウは
「わかった。あとは私が対応するから君は心配しないで大丈夫」

とだけ告げて、シズエを帰した。

サブロウの変調に関しては、すでにゼミの指導教授から連絡を受けていた。すぐに実家の母親に連絡した。

「お母さんですか。サブロウ君が躁状態になっています。すぐに対応する必要があります。恐れ入りますがこちらへお越しいただけますか」

母親のセツコは電話口で動揺していたが、今からすぐに東京に出てくるとの返事だった。スドウはソラヤマ医師にも連絡した。

「ソラヤマ先生。先日先生にお世話になったサブロウ君のことだけど、どうも躁転したみたいです。明日、母親と一緒にそちらを受診させるから対応をよろしくお願いします。入院治療が必要になるかもしれない」

と伝えた。ソラヤマ医師も快く引き受けてくれて、入院が必要な場合には自分が入院先を探すと言ってくれた。ソラヤマ医師もその後一度しか受診していない、サブロウのことが気になっていたらしい。

セツコは夜九時に、サブロウのアパートに到着した。

「どうしたの母さん。俺は元気にしてるよ。何も心配することはないよ。もう大学にも行ってるし、今日もゼミで指導教授を論破してきたよ。教授も俺の頭の切れに驚いてるんじゃないか。教授も俺には一目置いているみたいだよ。ははは」

生気にあふれ自信に満ちた顔で雄弁に話し続けるサブロウを制してセツコは言った。

「お前、ソラヤマ先生のところへはちゃんと通院しているのかい。先生から頂いたお薬はきちんと飲んでいるの」

薬を飲んで二週間後には、すっかり憂うつな気分も意欲の低下も消失したこと。むしろ、頭が冴え渡っており、エネルギーに満ちあふれている、眠る時間も惜しんで勉強も色々なこともできそうなこと、などの返答が立て板に水のように返ってきた。絶好調で心身共に健康な自分が精神科クリニックなど行く必要がない、と言い張るサブロウを辛抱強く説得して、翌日ソラヤマ医師のもとを一緒に受診する約束だけはなんとかさせることができた。

サブロウとセツコはソラヤマクリニックの待合室にいた。ソラヤマは二人を診察室に招き入れた。サブロウはうつ状態でここを受診したときとはうって変わっていた。多弁、大声、上機嫌、落ち着きのなさ、自信過剰、睡眠欲求減少などの典型的な躁状態が認められた。

「サブロウ君、久しぶりですね。

君は自分では、今がベストの状態と感じているでしょう。しかし、君の今の状態は元気が度を越した状態です。このまま大学に通うと、周囲との摩擦やトラブルが大きくなると思う。

前にも話したと思いますが、うつ病は治りかけたときが一番肝心なのです。君の場合は、躁転という事態が起こってしまったと考えられます。つまり、気分が持ち上がり過ぎて、うつ状態は治ったのだけど、躁状態になってしまったのです。躁状態が病気の経過中に起こったときには、診断も双極性障害ということになります。いわゆる躁うつ病です。治療方法もうつ病と双極性障害では異なります。うつ病という診断に対して処方した、ＳＳＲＩという薬が躁状態をさらに悪化させる可能性もあるので中止する必要があります。

いずれにせよ、今の状態で大学に行くのは到底無理だと思います。できれば、今の躁状態が落ち着くまで入院してみるのはどうでしょうか」

とソラヤマは提案した。

ここのクリニックは精神科病院と密に連携しているので、今日明日中にでも入院は可能であることも説明した。しかし、サブロウは入院することに関して、頑なに拒絶した。うつ状態からやっと回復したのに、何故大学に行くことができずに、しかも入院しなければいけないのか全く理解できない。先生が自分に悪意を持っているとしか思えないと食ってかかった。躁状態では、通常、自分が病気であるという認識（病識）がなくなる。そして、今が至福のときと感じるので、入院を納得させることは非常に難しい。何よりも患者は自分が双極性障害であると認めることがなかなかできない。どうしたものかと途方に暮れていたところ、母親のセツコが突然、毅然とした態度をとった。

「サブロウ、我が儘を言うのもいい加減にしなさい。先生の言うことにちゃんと従いなさい。皆にどれだけ迷惑をかけるの。ソラヤマ先生だけじゃなくて、教授先生も、シズエさんもみんなお前のことを大変心配してくれているのよ」

セツコは半泣き状態で必死になりサブロウを説得した。その結果、サブロウはタナカ精神科病院への入院を渋々であるが納得した。

主治医のタナカ院長は六〇歳代の長身で白髪の紳士で、優しく、温厚ではあるが、言うべきところや譲れないところは単刀直入にズバッと言うタイプだった。母親が保護者になり医療保護入院とすること、抗精神病薬と気分安定薬による治療を行うこと、躁状態は二週間程度で改善すると思うが、その後も維持療法が必要なことなどが入院初日に再三説明された。

病室は真新しい病棟の個室で広々としていた。病棟は明るく、新しく快適だったが、自由に病棟を出入りできないということがサブロウにとっては苦痛極まりなかった。自分の貴重な時間をこのような場所で無駄にしていることがこの上なく腹立たしかった。

大学の卒業論文の続きを書こうと思い持ち込んだパソコンに向かった。アイデアは次々に浮かんでくるので、それを片っ端から文字にして行く。二時間で一〇枚ほど書き上げた。そうしたら、今度は自分の考えた理論を誰かに読んで批評してもらいたい衝動に駆られる。看護師に何度も自分の書いた文章を手渡し、主治医のタナカ院長をつかまえては議論を挑んだ。また、不本意であり嫌々ではあったが、母親と主治医との約束でもあったので、薬はきちんと服用した。入院した初日は、薬の効果もありサブロウとしては久しぶりに熟睡した。

一週間が過ぎた。睡眠はよくとれるようになっていた。しかし、サブロウは頭の回転が冴えわたっていたときの自分から状態が変化していることを恐怖に感じていた。それはまた、苦しい地獄のようなうつ状態に舞い戻るのではなかろうかという恐怖である。自分が服用している薬は躁状態を落ち着かせる薬であると聞いている。ならば、その薬が効きすぎると今度はまたうつ状態に陥るのではなかろうか。その不安を主治医のタナカ院長にぶつけてみた。

「先生。私は今の薬でうつ状態になってきているのではないでしょうか。頭の働きが以前よりも悪くなってきている気がするのです。愉快な気持ちも、自信にあふれた気持ちもどこかに消え失せていくようです。このまま前のような苦しいうつ状態になるのであれば、薬は飲みたくありません」

タナカ院長は、ゆっくりと噛んで含めるようにサブロウに繰り返し説明した。

治療はできるだけ早く躁状態を治療して、その後にうつ状態が来ないように細心の注意を払っていること（そのためにも入院してもらったこと）、今処方している薬の中の気分安定薬はうつ状態を予防する作用も果たしていること、双極性障害では、正常気分のときではなく躁状態のときが本来の自分であると勘違いしてしまうこと、躁状態の回復時には軽い気分のぶれが生じること、躁状態から回復してもその後の維持療法が一番重要となること。それでも、まだサブロウは十分にタナカ院長の話を理解しているとは思えなかった。

（躁状態は確実に改善しているが、まだ不十分だ）とタナカ院長は感じていた。

入院して二週間が経ち、サブロウの躁状態もほぼ寛解状態となった。その時期から、タナカ院長は双極性障害という病気についての詳しい講義をサブロウに行い始めた。病気の特徴、治療方法、今後の経過、この病気と付き合っていくための生活方法、薬を続けることの利点と副作用など、ひとつひとつ丁寧に対話をしながら説明した。サブロウは自分が双極性障害であるという世間からのスティグマ（偏見）や、この病気と上手に付き合っていかなければならないことに大きな不安を感じているようであった。

「サブロウ君。君の不安はよくわかる。でもね、この病気は決して稀ではないんだ。日本では、うつ病と診断を受けている患者さんの何割かは確実に双極性障害であるという報告もある。作家や芸術家などでもこの病気と闘っている人は多いよ。そして、この病気はきちんと管理して行けば日常生活や社会生活にはほとんど支障を来すことはない。

しかし、何度も繰り返すけれど、この病気と上手く付き合うことが必要とされる。そのコツは規則正しい生活を送ることだよ。睡眠や食事をなるべく定時にとり一日の生活リズムを乱さない、アルコールもなるべく控えたほうがいい。つまり身体によい生活パターンが双極性障害の再発の予防に役立つ。自分の気分の状態をモニターすることも大事だ。最初はなかなか難しいかも知れないが、僕の患者さんは皆睡眠日誌や気分日誌などを利用して生活管理をしているよ。ストレスとの付き合い方も学ぶ必要があるね」

双極性障害の患者は、好奇心旺盛でエネルギッシュ、人付き合いが良くて理想が高い。優秀な学生や勤労者にも多い。彼らの生活を見ていると、常に何かにコミットしていないと不安なように思える。無理をしなくてもよい状況であるのに、自分から無理するほうを選択する。サブロウの生活歴や病棟での過ごし方からもその片鱗がうかがえた。双極性障害と上手く付き合うには生活のギアチェンジが必要であるというのがタナカ院長の持論である。タナカ院長は、続けた。

「薬を自分から中断して、飲み忘れがちになる。しかし、薬は躁状態やうつ状態が襲ってくるのを防いでくれる役目をしてくれる。確実に服用することが大事だ。厳しい言い方になるが、双極性障害を受け入れて、双極性障害と共存する覚悟を決める必要がある。そして極力再発をさせないことだ。それが最も有効な双極性障害の治療方法だと僕は思う」

タナカ精神病院での約一ヶ月間の入院治療後、サブロウは退院した。退院日、わざわざタナカ院長が玄関先まで見送りに来てくれた。

「サブロウ君。あとはソラヤマ先生にしっかりとお願いしてあるから心配ないよ。向こうの外来に定期的に通院しなさい。もう一度言うが、双極性障害と共存する覚悟を決めなさい。Good Luck !」。

サブロウは礼を言い、深々とお辞儀をして病院を後にした。


サブロウはソラヤマ医師の外来通院を再開した。ソラヤマ医師の提案で、大学復学前に四週間程度、クリニックのリワークを利用することになった。

サブロウにとって、指導教授に無礼をしたことが何よりも気になっていた。また、恋人のシズエも躁状態のときの自分に嫌気がさして自分のもとを離れてしまうのではないだろうか？　入院生活のおかげで自分は今後双極性障害と付き合う覚悟もできている。しかし、それはシズエの人生とは全く無関係なことである。サブロウはリワークプログラムでは、自分の生活のリズムやペースをアクチグラフという装置でモニターした。また、ヨガを取り入れたマインドフルネスという手法でストレスコントロールを学習した。無理な依頼への断り方のロールプレイも、八方美人でなんでも気軽に引き受けてしまう自分にとっては有用だった。考え方を修正する方法もノートを使い練習した。現状を分析して、それに対して逐次現実的に対応するというソラヤマ医師の提案した方法は、合理主義のサブロウにぴったりだった。あっという間にリワークプログラムの四週間が過ぎた。

大学への復学前日がソラヤマ医師の外来診察日だった。

「君にとっては、今回のことは人生で初めての大きな挫折体験だったでしょう。でも決して無駄な時間ではなかったはずだよ。私は、君に突然ふりかかった双極性障害という病が君を一回り大きく成長させたと思うし、君に人生の意味をより深く考え直す機会を与えたとも思う。なにも臆することなく、堂々と大学に行けば良い。最初はなんとなく居心地が悪いだろう。その状況への対応方法はリワークプログラムでのマインドフルネスで学んだことが役に立つと思うよ」

登校初日、サブロウは朝一番に指導教授の部屋を訪問した。

「先生。ゼミ中に先生に大変失礼なことを言って申し訳ありませんでした。お詫びのしようもありません。自分でもどうしてあのように有頂天になっていたのかわかりません。もし、お許し頂けるのでしたら、先生のゼミを続けさせてください」

と心より詫びた。教授は優しい笑顔を浮かべながら

「やっと元気な本来の君に戻ったね。安心したよ。なあに、許すも許さないもないよ。あのときの君は本来の君ではなかったのだから。私は何も気にしていないよ。

ただ、君に一つだけ忠告するよ。最初から無理をしすぎてはいけないよ。スロースタートを切りなさい。そして困ったことがあればいつでも私に相談しなさい。保健センターのスドウ先生からも君の病気のことを少し教えてもらい自分なりに勉強したんだ。君は自分に厳しすぎてどうしても頑張りすぎるところがある。常に１００％の力を出すのではなくて、70％に押さえておくことも必要だと思うよ。なぜなら人生は短距離走ではなくてゴールの見えない長距離走なんだから。僕が言うまでも無いけどね。これからもまた一緒にやって行こう。クリニックの受診日はゼミのことは気にせずに優先して通院しなさい。君の場合、卒業に必要な単位はすでにほとんど取れているし、卒業論文もほぼ終了しているのだから安心しなさい」

サブロウは指導教授の優しさと心遣いに涙が出そうだった。シズエも
「あなたのつらさがよくわかった。私もあなたと一緒に双極性障害と闘いたいと思う。あなたさえ嫌じゃなかったら。私も東京を離れることにする、あなたのふるさとの街について行きたい。そこで仕事を見つけることにしたい。どうにかなるでしょう。私って楽天家だから」

と言ってくれた。

これまで、自分の人生は自分の努力で切り拓いてきたものとサブロウは自負していた。しかし、本当はそうではなかった。色々な人々との出会いや助けがあってこそ、自分という存在があるのだ。両親、恩師、友人、恋人、主治医の先生方が自分を支えてくれている。このことを決して忘れないようにしなければ。そして、今回の経験を自分にとっての肥しにすることが自分を支えてくれた人々への一番の恩返しだと強く思えた。

サブロウは無事大学を卒業でき、今は内定をもらった銀行に実家から自転車通勤している。まだ、仕事を覚えるので精一杯であるが、休日には銀行の草野球の同好会に入り活躍している。シズエもサブロウと同じ銀行で働いており、一年後に結婚する予定である。シズエは自分の病気の

一番の理解者でもあり、双極性障害という病気と長く付き合うことになる自分を愛してくれている。これがとても心強かったしありがたかった。

サブロウは東京を離れた今もソラヤマ医師のところに月一回、新幹線を利用して通院している。交通費はかかるが、自分が一番信頼している先生に話を聴いてもらうことがサブロウにとり一番の安心なので、無理を承知で治療をお願いしてみた。ソラヤマ医師は、「私で良ければ喜んで」と引き受けてくれた。

ちょうど、明日が受診日だ。さてどのような報告をしようか。

実感のない患者

［双極Ⅱ型障害］

寺尾　岳

明夫は製薬メーカーの営業の仕事をして三〇年になる。仕事を始めた頃は、次から次に新薬が出て、その売込みが楽しかった。接待の規制も厳しくなく、薬の説明会をした後は、病院の先生方を結構高級な料亭に案内し、自分もご相伴にあずかった。先生方との関係が深くなるほど、薬の売り込みも順調で、支店内での地位も係長から課長へ昇進した。

順風満帆に思われた明夫の人生が傾き始めたのは、ささいなことがきっかけだった。

いつものように、得意先の山崎病院に顔を出したときに山崎院長からお願いごとをされたのである。

「明夫ちゃん、今度、うちの病院が主催して小さな学会をするからお宅でランチョンセミナーをしてくれない？」

ランチョンセミナーとは、学会の昼休み時間に製薬メーカーが講師を呼んで一時間くらいのセミナーをしてもらいつつ、聴衆に無料で配布した弁当を食べてもらう勉強会兼昼食会のことである。製薬メーカーとしては自社製品の宣伝のために、ランチョンセミナーを行うことがしばしばある。学会員も昼ご飯を食べる場所を探しに右往左往する必要がないし、あの講師はどんな話をするのだろうと興味を持って聞きに来る人もいる。もちろん、薬とは関係なく臨床に役立つ話をする講師も多く、必ずしもメーカーの売り上げには貢献しないが、広い目で社会貢献と捉える寛容なメーカーも少なくない。

明夫は即座に

「わかりました。当社でお引き受けいたします」

と返事をした。今までの経験から、ランチョンセミナーの引き受けくらいは自分の裁量の範囲内であったからである。ところが、その日の夕方、支店に戻って支店長に報告すると、支店長は顔色を変えて怒り出した。

「なんで、そんな勝手なことをするの？」

明夫は

「だって支店長、今まで私に任せてくれていたではありませんか。ランチョンセミナーくらい自由にやらせてくださいよ」

と支店長に迫った。

「何を揉めているんですか」

と横から副支店長が顔を出した。

「明夫君が勝手にランチョンセミナーを請け負ってきたので、それは支店長の私が決めることだと言っているだけだ」

と支店長は副支店長の顔を見ながら言った。

「それはその通りでございますよ。明夫君は何年営業をやっているの？　この話はキャンセルしてくるように」

と副支店長は明夫の顔から目を逸らしながら早口で言った。

支店長も副支店長もその場からいなくなり、明夫は呆然としていた。（一体、何が起きたのだ）と明夫は思った。その夜、明夫は酩酊するほど飲み屋を回った。

「あら、明夫ちゃん、こんなに酔うまで飲むなんて、めずらしいじゃないの」

とスナックのママが言った。明夫は、今までの自分のやり方が全部否定されたように感じていた。

（いったい、どこまで自分の裁量なのだろう？　いちいち支店長にお伺いを立てることになると、自分の持ち味である即断即決ができなくなるじゃないか——。ともかく、明日は山崎先生の

ところにお詫びに行かないといけない）

深夜遅くに自宅に帰ったときには、既に妻の洋子は寝ていた。明夫はシャワーだけ浴びてベッドに横になったが眠れそうもなかった。支店長や山崎院長の怒った顔が次々に浮かんできたところで、明夫は眠りについた。

明夫は頭痛と吐き気で目を覚ました。隣の部屋から

「あなた、昨日は遅かったのね。朝ごはんは用意しておいたから食べるなら食べて」

と洋子の声が聞こえた。洋子は明夫と大学時代の同級生で、中学校の教師をしていた。

（会社でなにかあったのかしら。玄関の靴は投げ散らかしたようだし、お風呂のシャワーも出しっぱなしでその辺、水浸しだった。そこまで泥酔するのは珍しいわ）と洋子は思った。それと同時に、今日、学校で面接する予定の達夫の母親のことを思い出して洋子はうんざりしていた。達夫が不登校なのは洋子がきちんと学校で指導をしなかったから、と達夫の母親は思っていて、いつも学校に来ては洋子に文句を言うのだ。「家でお母さんがきちんとしつけをしないから達夫君がこうなったのでは」と面と向かっては親に言えないことを洋子はつぶやきながら家を出た。

その頃、（どうもおかしいぞ）と明夫はベッドの中で思っていた。単なる二日酔いではないのである。頭の後ろがジーンとして、頭全体に不快な感じが押し寄せてくるようだ。起きて顔を洗おうとするが、手足に鉛が入ったように重く動けない。

（これはなんだ。脳梗塞か？）と明夫は思った。しばらくベッドの中でじっとしていると、頭の不快感も良くなり、身体の重さも減ってきた。明夫はゆっくりと起き上がって、トイレに行った。足元が少しふらつくのを除いては問題なかった。洗面所で顔を洗って歯を磨いた。不思議なことに、どうも自分で歯を磨いている気がしなかった。実感がないのである。歯を磨き終わった後の清涼感もなかった。食卓に行って、洋子が作って置いて行った朝食を見てもまったく食欲が湧いてこなかった。（なんかおかしいぞ）と明夫は思った。が、同時に（山崎先生のところへ謝罪に行かないといけない）と思った。そう思うとそのまま服を着て、山崎病院へ向かった。

院長室で、

「誠に申し訳ありませんが、上司から予算がないと言われまして、昨日のランチョンセミナーのお話はお引き受けできません」

と説明していると、見る見る山崎院長の表情が険しくなった。

「昨日は当社で引き受けると威勢よく言ったじゃないか！　もういいよ。君のところとは取引しない」

と怒鳴られた。途中から山崎院長の声が遠くから聞こえてくるようで、後で聞くとそのまま倒れてしまったらしい。

山崎院長は慌てていた。自分が明夫を叱りつけた途端に倒れたのだ。

「しかし、自分のせいではないぞ」

と山崎院長は自分に言い聞かせるようにつぶやいた。山崎院長はもともと内科の医師だったがここ二〇年は病院の管理業務しかしていなかったので、目の前で人が倒れてもすぐに対処することはできなかった。何をしたらよいのか思い浮かばなかったのだ。代わりに、周囲にいた若い医師が急いで明夫のもとに行き、大きな声で呼びかけ、脈や呼吸を調べていた。

すぐに明夫は目を覚まし、きょとんとした表情で

「私はどうしたんでしょう」

と声を出した。

「明夫ちゃん、こんなところで倒れると僕が困るじゃない」

と山崎院長はようやく明夫に近寄りながら話しかけた。

「僕が明夫ちゃんを叱ったから倒れたみたいじゃない」

と続けた。

「さっきは、かっとなって僕も悪かった。取引は今まで通りするから、今日はおうちに帰ってゆっくりしなさい」

と山崎院長は明夫に言った。

その頃、洋子は学校で達夫の母親とやり合っていた。

「達夫君がひきこもっていることをすべて学校のせいにされてはかないません」

と洋子は言った。

「学校のせいになんかしていませんよ。先生のせいなんです」

と達夫の母親は吐き捨てるように言った。

「まあまあ、お二人とも冷静になりましょう」

と職員室での二人のやり取りを遠くから眺めていた校長が近づいてきて二人を諭した。（いつも、肝心なときには逃げ出すくせに――）と思いながら、洋子は校長を睨んだ。

「お母さん、もしよろしければ私がお話をお聞きしましょうか」

と校長は達夫の母親に声掛けした。

「そうしてください。この先生に話しても埒があきませんから」

と達夫の母親は頷き、校長と一緒に職員室を出て行った。

洋子は暗澹たる気持ちになった。学校はちょうど昼休みに入ったところであった。疲れていた洋子は午後からの授業がないことを確認して、事務に早退届を出して家路についた。

自宅の玄関に入って洋子は驚いた。夫の靴があったのだ。

「あなた、会社に行かなかったの？」

と、洋子は奥の部屋にいるはずの明夫に向かって大きな声で尋ねた。しばらくして、かぼそい声で
「いや、行ったけど戻ってきた」

と明夫の声が聞こえてきた。（何が起こったんだろう）と洋子は思って、寝室のドアを開けたら、そこにはスーツ姿の明夫がベッドの上に寝転がっていた。

「どうしたの、あなた」

と洋子は聞いた。

「お前こそ、こんなに早く戻ってきてどうしたんだ？」

と明夫は聞いた。

「学校でいろいろあったのよ。疲れたので早退したのよ」

と洋子は答えた。

「そうか、俺は山崎先生のところで倒れたんだ」

と淡々と話す明夫に対し、洋子は驚いて

「本当にどうしたのよ」

と思わず大きな声を出した。

「それが、どうしたのか自分にもわからないんだ。昨日の夜、飲みすぎたのは確かだが、朝からおかしいんだ。食欲もないし自分のすることに実感がないんだ。山崎先生の目の前で倒れるし、どうかなっているんだ」

と答える明夫に、洋子はすぐに

「今から病院に行きましょう」

と促した。

明夫は最初は渋っていたが、結局、近くの総合病院へ洋子と一緒に行くことになった。そこの病院には総合診療部があって、尿・血液、心電図、脳波、頭部ＭＲＩなどすべて検査してもらったが、どこも異常はなかった。総合診療部の医師は

「倒れた原因が脳や心臓にはなさそうですね。過労が重なったのではないですか？」

と明夫に向かって言った。

「でも先生、何かピンと来ないんです。実感がないというか――」

と明夫は言った。

「それはいつ頃からですか？」

「そう言われると、一ヶ月くらい前から実感がなくなった気がします。そう言えば、好きなゴルフにも行かなくなったし、飲みに行っても楽しくなくなりました。酒がおいしいというよりは、憂さを晴らすために酒に逃げている感じでした。なんか、毎日が無駄に過ぎていくようで、仕事も楽しくないんです。しかも根回しができていないせいか、最近はことごとく失敗しています」

ここまで話が進んだ時点で医師はうつ病を疑い始めていた。そこで、うつ病の症状があるかどうかを丁寧にひとつずつ質問し確認していった。その結果、

「あなたはおそらく一ヶ月前からうつ病にかかっていたと思われます。うつ病にかかったために、様々な症状が出ていた。しかし、あなたは気づかずに今まで通りに仕事をしてさらに疲れた。本来あなたは大胆なようで、裏では丁寧に根回しする性格だったのに、それをする意欲もなくなった。今回あなたが倒れた原因はよくわかりませんが、調べた結果からは身体的なものについては大したことはなさそうです。睡眠もあまりとれず、お酒でごまかす日が続いていたと先ほど正直に言われましたが、下手をするとアルコール依存症にかかっていたかもしれませんよ。もっとも、既にそうかもしれませんが――」

と医師は話した。

「先生、脅かさないでくださいよ。しかし、先生から質問されたうつ病の症状がほとんど自分に当てはまるので驚きました。そうなると、抗うつ薬を処方されるんですね」

と製薬メーカーの営業らしく物知り顔で明夫は言った。

しかし、総合診療部の医師は明夫に抗うつ薬を処方しようかどうか悩んでいた。

うつ病と診断される患者の中には双極スペクトラムと言って双極性障害（躁うつ病）の色合いの濃いうつ病患者がいることが問題になっている。たとえば、明夫のように元来バリバリ仕事をする精力的な人は、多少のことがあってもへこたれず困難を乗り越えていく発揚気質の人に該当するが、このような人がうつ病になると、発揚気質とうつ病の組み合わせで病気の性質が双極性障害に近いものに変わり、抗うつ薬よりも気分安定薬を処方したほうが良いことが知られているのだ。気分安定薬は抗うつ薬とは異なり、気分が上がったときには抑えてくれ、気分が下がったときには上げてくれる便利な薬であるが、血中濃度を測定して投与量を合わせていく複雑な作業があり、とても総合診療部では難しいと考えた。

「明夫さん、あなたはうつ病のようで、実はうつ病ではないかもしれません。難しい言葉を言って申し訳ありませんが、双極スペクトラムかもしれないのです。この治療には、抗うつ薬よりも双極スペクトラムに適した気分安定薬のほうが良いかもしれません。気分安定薬は精神科の専門医が処方してきちんと濃度管理をすべきと思いますので、私の知り合いの精神科の小川先生を紹介しますね」

明夫は少し驚いたが、

「そうですか。私は素人ですので、先生のご意見に従います」

と答えた。

「それは良かった。それでは、今からこの病院の精神科に行ってください。私から小川先生に連絡しておきます」

と言ってくれた。明夫はすぐに精神科の待合室へ向かった。洋子は学校から呼び出しがあって、既にいなかった。

しばらくして、明夫は小川医師の診察室にいた。

「明夫さん、私は総合診療部の先生から紹介された小川と言います。双極スペクトラムという専門用語を聞いて面食らったのではありませんか？」

と笑いながら小川医師は話した。

「そうなんですよ。うつ病なら抗うつ薬を出してくれると思ったのですが、どうもそれを躊躇されているので驚きました」

と明夫は答えた。

「以前はうつ病の患者さんには抗うつ薬を出していたのですが、抗うつ薬によってイライラが増したり、不安が強まったり、場合によっては死にたい気持ちが出てきたりすることが知られるようになったのですよ。これを抗うつ薬による賦活症候群と呼んでいます。双極性障害のうつ病や双極性障害に近いうつ病、これを双極スペクトラムと呼ぶのですが、そのような人たちに抗うつ薬を投与したときに起こりやすいことが知られているのです」

と小川医師は答えた。

「ところで、明夫さん、今はうつ病ですが、もしもあなたの過去に躁病や軽躁病があれば、双極性障害そのものになりますので、念のため、過去のことを聞きますね」

と、手を変え品を変え、躁病エピソードや軽躁病エピソードについての質問を繰り返した。

その結果、明夫には躁病エピソードはないが、軽躁病エピソードが数回あったことがわかった。いずれも、新薬の売り出しのときに張り切って得意先を回るが、まったく疲れを感じることがないので、その日のノルマを達成しても翌日に予定していた得意先を回っていた。会社に帰っても自分の担当ではない講演会の会場に駆けつけて、頼まれてもいない受付や進行に加わり、その後の懇親会でも場を盛り上げていた。そのようなことが四、五日続くと、頂上に達したジェットコースターが下向きの軌道を大きく落下するように、透明感のあった気分がどす黒く濁って嫌な気分になっていくのであった。この落ち込みは、一週間程度で自然に回復していたので、うつ病の診断基準にも該当せず、これまで特に医療機関をかかる必要がなかったこともわかった。

「明夫さんには、思い出せた範囲で軽躁病エピソードが数回ありましたね。双極性障害にはⅠ型とⅡ型がありますが、軽躁病エピソードと今回のうつ病エピソードと合わせると立派な双極Ⅱ型障害です。ちなみに、仕事や家庭生活に大きく支障を来すような状態になると躁病エピソードと言い、こうなると双極Ⅰ型障害と言うんです」

と小川医師は言った。

「立派な双極Ⅱ型障害とか、言わないでくださいよ。今まで自分が頑張りすぎて落ち込むパターンは認識していましたが、まさか双極性障害とは思いませんでした。でも、これで発揚気質とうつ病の組み合わせの双極スペクトラムというよりは、軽躁エピソードとうつ病の組み合わせの双極Ⅱ型障害と診断するほうが適切ということですね」

と明夫は腑に落ちた。

「明夫さん、その通りです。ですから、あなたには抗うつ薬でなく気分安定薬を処方します。

それから、明日から一ヶ月は会社を休んでください。そのための診断書を書きます。もっとも一ヶ月で良くなる保証はありませんので、一ヶ月ごとに休職を延長してもらいます」

と小川医師は説明した。

薬の名前と血中濃度を測定しながら投与量を合わせていくこと、解熱鎮痛剤との併用は控えることなどを聞いて、明夫は精神科外来を後にした。

その日の夕食のときに、明夫は精神科での出来事を洋子に報告していた。洋子は、

「うつ病ってそんなに複雑なの。でも、あなたはきちんと双極Ⅱ型障害と診断してもらって良かったじゃない。私もその先生に診てもらおうかしら」

と言った。このとき、はじめて明夫は洋子の異変に気が付いた。

「洋子、どうしたんだ」

と真剣に聞いた。

洋子は、不登校の達夫のこと、達夫の母親とやり合ったこと、校長に諭されてその場を離れたものの、事なかれ主義の校長がすべて母親の言い分を聞く形でとりなしてしまい、その結果、洋

子はしばらく学校を休むように言われたこと、明夫の総合診療部受診の最中で呼び出しがあったのはそのためであったことなどを、洋子は堰を切ったように一気に話した。聞き終わって、

「洋子も苦労していたんだね」

と明夫は労わるように洋子に言った。洋子は、

「ちょうど良い機会なので、しばらく家でゆっくりするわ。私までうつ病になるわけにいかないし、共働きが共倒れしては話にならないわ。あなたの看病をしながら、しばらくはストレスから身を避けようと思うの」

と開き直ったように明夫に話した。明夫は、

「申し訳ない。自分が休職するとは思ってなかったな。あーあ」

とため息をついた。洋子は、

「あなた、病院からもらった薬はちゃんと飲んでね。まずは、夕食後の薬をしっかり飲みましょう」

と明夫の薬袋と水を持ってきた。

それから、明夫は毎朝決まった時刻に起き、朝食を食べ、薬を飲んだ。庭に出て草むしりをしてできるだけ日光を浴びた。あまり難しい本は読んではいけないと言われていたので、北杜夫の『どくとるマンボウ』シリーズを読んだ。自分が中学生の頃に読んだコミカルな小説だった。最初のうちは、活字を追うだけで精一杯だったが、徐々にニヤリと顔が緩んで、面白さを感じるようになった。昼食は洋子が作ってくれたものを一緒に食べた。

そのうち、昼からは、ずっと手付かずだった仕事をやろうとして失敗した。頭痛というか頭重感が出てきて半端じゃないのだ。潔く仕事から遠ざかろうとして、昔やっていた油絵の道具を出してきた。カンバスに暗い色でおつゆ描きをしようとしたが、これもまったくうまくいかなかった。「どうしたんだろう」と明夫は愕然とした。

二回目の精神科受診の日が来た。前回から一週間後だった。明夫は、小川医師から渡された宿題を持って行った。それは、睡眠・覚醒リズム表だった。何時に起きて何時に寝た、はもちろん睡眠の深さも記録するようになっている。昼間に昼寝をしてしまうと一目瞭然である。毎日の気分を記入する欄や行動を記入する欄もある。小川医師はそれを眺めながら、

「まだ落ち込んだ気分は上がってきていませんね。そんなものでしょう。気分安定薬に即効性

はありませんから、あと二～三週間はかかるでしょう。それよりも毎日ほぼ同じ時刻に寝て、同じ時刻に起きているのは立派ですね」

と明夫をほめてくれた。

明夫は素直にうれしかった。そういえば、ここ最近ほめられたことは記憶になかった。もちろん、明夫の立場が部下をほめる立場に変わったこともあるだろう。でも、そのほめることすら明夫はしていなかったことに気づいた。部下もきつかったろうなと明夫は反省した。

「明夫さん、今日はお薬の血中濃度を測りますので、採血してから帰ってください。次回、結果を説明します。なので、今日は前回と同じ処方です。念のため、両手を前に出して指の間を広げてください」

と小川医師は言った。

「何するんですか？」

と問いながら、明夫は指示に従った。

「まだ、指の震えは出ていませんね。この薬が効いてくると少しは指が震えます。その震えが大きくなると濃度が高すぎることもあるのですよ」

と小川医師は説明した。

三回目の受診のときに濃度がまだ低いことがわかって、薬の量が増えた。四回目の受診のときには、例の睡眠・覚醒リズム表の気分は少し上向いてきた。

「少しずつ薬が効いてきましたかな」

と小川医師は明夫に言った。

「先生、気分だけではなくて、油絵が描けるようになりました」

「ほう、何の絵を描いています？」

「庭に咲いたコスモスの花を描いています」

「それは良いことですね」

このような会話のやり取りが自然にできるようになった自分を明夫はうれしく思った。

薬の濃度を測定しながら、投与量を調整することが繰り返され、ようやくしっかりした濃度が得られ、投与量も固定されたところで、明夫は自分の手の指が小刻みに震えていることに気づいた。また、のどが渇いて水分をよくとるようになりトイレに行く回数も増えた。

「すべてこの薬の副作用でしょう」

と小川医師は言った。

「まあ、副作用のない薬なんてありませんから。効果と副作用を天秤にかけて効果のほうが重ければ、薬を飲むほうが良いでしょう」

と続けた。

八回目の受診の頃には、気分はほぼ正常な状態に戻り、日によって浮き沈みはあるものの、受診前と比べると随分楽になったことを明夫は実感していた。意欲も出てきたので、

「先生、そろそろ職場に戻りたいのですが――」

と小川医師に相談した。小川医師は

「それもいいでしょう。もうひとつの選択肢はリハビリテーションをすることです」

と明夫にとっては思いがけないことを口にした。

「どういうことですか?」

と明夫は尋ねた。

「症状が取れることと働けることとは必ずしも同じではないのですよ。症状が取れても、思考力や記憶力はまだ十分には回復していないことが多いので、リハビリテーションをしたほうが良い

のです。うちにも精神科デイケアセンターがあって、そこでリワークをやっていますよ」と小川医師は答えた。以前の明夫なら、そんな面倒なことはスキップしてすぐに復職したいと申し出たであろう。しかし、明夫は変わった。

「リワークをすることが復職の成功率を高めることになるなら、急がば回れですよね。小川先生、リワークやってみます」

と言った。

精神科外来と別の階に精神科デイケアセンターはあった。ドアを開けて入るといくつかのグループに分かれて活動していた。メニューを見せてもらうと基本コースから中級、上級コースまであり、徐々にレベルアップする仕組みになっていた。基本コースでは運動や芸術活動が入っているが、中級になるとマインドフルネスや認知行動療法、事務系ではパソコンでの文書作成や、作業系では組み立て作業などのジョブトレーニングも入ってくる。さらに上級になると毎日がジョブトレーニングであった。

どのコースでも毎週の振り返りや、今回休職に至った経緯の振り返り、それを踏まえての反省と今後の工夫などもあった。

「自宅で一人で考えているとどうしても広い視野で考えることができませんが、ここでグループで話し合うといろんな人からいろんな意見を聞けるので、参考になるのですよ」

とデイケア担当者は説明した。

「どうか、よろしくお願いします」

と明夫は挨拶した。

その日から、明夫のリワークは始まった。

最初はいろんな心理テストを行って自分を知ることから始めた。午前中は九時から一二時まで、午後は一三時から一六時までの計六時間あるために、心理テストの後は、基本コースで頑張ったものの、予想外に身体的にも精神的にも疲れた自分がいた。（あのまま復職していたら、自分はもたなかったかもしれない）と明夫は素直に思った。

リワークの頻度は週に二日から始めて徐々に五日まで増やしていった。小川医師の外来は毎週から隔週になり、さらに四週間に一回となった。あっという間に、リワークに通い始めて三ヶ月が経過し明夫は上級コースに進んでいた。ずいぶん思考力も記憶力も回復したように思えたし、実際に認知機能検査の結果は大きく改善していた。

自分の過去の振り返りを皆の前で報告したときに、「調子が良いときにやりすぎてしまう自分をどのようにコントロールすればよいか」という話になって、

「やりすぎない自分を作ります」

と明夫は言ったが、「そんな漠然としたことではなくて、一時間とか時間で切ったりしたら。必ず休憩を取ることにして」とか「迷ったらやらない方針で行くのが良い」とか、皆がいろんな意見を出してくれたのはうれしかったし、素直に参考になった。

その日の午後、デイケア担当者は明夫に

「そろそろ復職のことを小川先生と話し合ってはどうでしょうか」

と言ってくれた。

小川医師の診察室で、明夫は復職の相談をしていた。

「休職期間は五ヶ月になりましたが、このような患者さんの中ではむしろ短いほうだと思いま

すし、リワークに行ったおかげでスキルアップもできたのではないでしょうか？　今日は、復職の診断書を書きますので、これを会社の保健室に届けて産業医面接を待ってください。産業医の先生との面接で復職が決まります。成功を祈っています。ただし、復職後も再発予防のために、毎月私の外来に通ってください。時々、薬の血中濃度も測ります」

と小川医師は言った。

「先生、ありがとうございます。これからもお願いします」

と明夫は穏やかな気持ちで小川医師に頼んだ。

神様の蜂に襲われた少年

［統合失調症］

寺尾　岳

涼太は焦っていた。入試まであと半年というのに、受験勉強がはかどらないのだ。いやむしろ、今まで一生懸命におぼえてきたことが頭の中からきれいさっぱり消えていた。

逆に、とりとめもないことが次々に頭に浮かんできた。テレビのアナウンサーや担任の先生の顔、公園で餌を啄んでいた鳩や電車の窓越しに見えた女性など、自分の意思とは無関係に頭の中に次々浮かぶ、いや、見えると言ったほうが正しい表現だった。気を取り直して参考書を読もうとすると、内容よりも字の形や大きさが気になった。机と椅子とベッドしかない自分の部屋には、他人がいるはずもないのに、どこかでじっと誰かが自分を見つめているような感じがしてならなかった。どうも疲れているようだと、涼太は思った。無駄な抵抗はやめて、今日は寝ようと床についた。が、頭の中がぴりぴりして眠れない。余計に頭の中に雑念が湧いてきて、頭が重くなった。このような状態が日に日にひどくなっていくようだ。親に相談するのも嫌だし、学校の先生に相談するのも嫌だ。友人に相談しようかとも思ったが、変な奴と思われるだけだ。どうしたものかと考えているうちに、張り詰めた涼太の頭はぼんやりと眠気をもよおし眠りについた。しかし、熟睡はできなかった。

翌朝、食卓についた涼太は嫌な気分で朝食を前にしていた。以前はぐっすり眠れていたのにどうしたのだろう、と自問自答していた。

その様子を見ていた母親の涼子は心配していた。以前の涼太は、自分から早起きしてすっきりした顔でご飯をたくさん食べていた。こんなに不機嫌な表情をして、ご飯に箸をつけようともしない涼太は初めてだった。受験勉強がよほど大変なのかしら、と涼子は思った。緊迫した雰囲気を涼子は感じて、さっきから涼太に声をかけることができないでいた。

そのうち、涼太は何も言わずに席を立った。そして、ぼさぼさの頭のまま家を出た。やれやれと涼子は思った。早く受験が終わってほしいと真剣に思った。今日は学校で模試があるので、なんとか良い成績がとれるように祈っていた。涼子が庭に目を移すと、カラスが不気味な鳴き声を発しながら舞い降りてくるところだった。

その日の午後に、学校から自宅に電話がかかってきた。涼子が驚いたことには、涼太が試験中に暴れだして、意味不明なことを叫んだという。そして、保健師の紹介で近くの精神科へ連れていかれたという。涼子は絶句した。なぜ、涼太が精神科にと思った。

その頃、精神科医の田島は診察室で涼太を前に複雑な心境だった。自分の息子と同じ高校の生徒で、しかも同じ三年生だったからである。

「涼太君はなぜ大声を出して暴れたの？」

と優しく聞いてみると、既に興奮から醒めた涼太は

「数学の問題を解いていると、神様が蜂になってブーンと飛んで自分の鼻にとまった。蜂に刺されたら困るので、指で蜂を弾こうとしたら蜂が鼻を思い切り刺したので、痛くて痛くて叫びました。蜂がどんどん増えて何匹も自分の周りを飛んで襲ってきたので追い払おうとして暴れました」

と真剣な表情で答えた。

涼太の鼻先には蜂に刺された跡など微塵もなかった。しかし、田島は涼太に

「蜂が鼻を刺してきたなら、すごく痛かったね。しかもたくさんの蜂が襲ってきたなら、とても怖かったね」

と話を合わせると、

「先生だけはわかってくれるね。学校の先生や保健師さんにいくら訴えても皆、馬鹿にして信じてくれないんだ」

と涼太はすがりつくように言った。田島は心の中で、（残念ながら幻覚妄想状態だ、この状態になるのは統合失調症の可能性が高いな）とつぶやいた。

高校からの連絡を受け、遅れて診察室にやってきた涼子は、田島から説明を聞いても納得できなかった。

「昨日まで普通の、いやむしろ優秀だった涼太がなんで統合失調症なのですか？　私も夫もそんな家系の出ではありません」

と語気強く否定した。田島は

「いや、この病気は親からの遺伝だけで発症するものではないのですよ。本人自身の遺伝子の変異や環境による遺伝子の修飾、さらには環境やストレスも複雑に絡み合って発症に――」

と説明しようとしたが、涼子は

「もういいです」

と田島の話を遮って、さっさと涼太を家に連れて帰った。

しかし、その後は家でも再び涼太は興奮を繰り返し、結局は精神病院に入院した。いや、正確には入院させられたと言ったほうが適切な表現だろう。涼太自身は自分が病気であるとも思っていなかったし、入院治療が必要であるとも思っていなかったからである。

涼太を無理矢理に入院させたのは、結局は両親だった。田島のもとから涼太を連れて帰ってきた涼子は、涼太が病気とは信じたくなかった。そこで涼子は、涼太に普通に接しようと努力したが、テレビを見ている涼太がテレビに向かって真剣に話しかけ、うんうんとうなずいている様子を目の当たりにして、やはり病気と考えざるをえなくなった。夜遅く帰ってきた夫、すなわち涼太の父親と話し合い、二人とも涼太を精神病院に入院させる決断をした。

「本当に病気なら、受験よりもその治療が大事じゃないか。しっかり治療して、また人生をやり直せば良い」

という夫の言葉が腑に落ちたのだった。

涼太は精神病院の四人部屋で、三人の大人の患者と生活していた。新入りの涼太に気を遣ってくれる患者もいたが、まったく無関心な患者もいた。

入院当初は涼太の頭は混乱して、自分の頭の中で考えることと、周囲の世界で起こることが、密接に関連しているように思えた。たとえば、自分がテレビに向かって話しかけ合図を送ると、テレビに出ている人がすぐに反応して返事をくれる、と思った。しかし、入院して薬を飲むようになると、頭にたくさんあったアンテナのようなものが徐々に減っていって、周囲の世界とのやり取りが減っていくようだった。涼太は、頭の過敏さが減ったのかもしれないとも思った。いずれにしても、入院前の自分はおかしかった、と涼太は思い始めていた。

入院生活の中で唯一の楽しみは主治医の青山との散歩だった。

青山は、ほとんど毎日のように病棟から涼太を連れ出してくれた。そして、病院の庭を一緒に散歩しながら、涼太の話を一生懸命に聞いてくれた。涼太は、この先生と話すことで自分の混乱していた頭が少しずつ整理されていくように感じていた。

病状の改善に伴い、家族との面会も増え、外出や外泊も増え、ついに退院の日を迎えた。青山は自分のことのように退院を喜んでくれた。

「退院しても無理するなよ。規則正しい生活をして、きちんと薬を飲むこと。きちんと外来に通って、勝手に治療をやめないこと」

と諭すように涼太に言った。

涼子はいつも涼太の精神科外来への受診に付き添っていた。退院した頃は一週間に一回であったが、病状が安定するに従い、二週間に一回となり、今は四週間に一回となった。待合室で涼太は時折、ニヤリと笑っていた。おそらく、病気の症状として幻の声が聞こえていて、それに涼太が反応しているのだろうと、涼子は思った。それにしても、いつになったらこの病気は治るのだろうか、いつまで薬を飲み続けるのだろうか？

涼太の診察の順番になったので、涼太たちは診察室に入った。青山は涼太のほうを見て、

「こんにちは。調子はどうですか？」

と聞いた。涼太は開口一番

「先生、薬を減らして。口がもつれるし、よだれが出る」

と言った。青山は「うーん」と言って、涼太の手指がどの程度震えるのか、腕の筋肉がどの程度固くなっているのかを丁寧に診察した。その結果、

「あまり震えもないし、筋肉も固くないね。薬による副作用が口の中に強く出ているのかもしれないね」

と言った。

「薬を減らすか、副作用止めを入れるか、あとで考えよう。ところで、最近、昼間はどうして

いるの？」

と青山が涼太に訊くと、

「受験勉強していますが、なかなか頭に入ってきません。成績も前より悪くなって、志望校には入れそうにありません。先生、僕は大学に行けないの？　大学生になれないの？」

と涼太が聞いてきた。青山は
「もともと涼太君のめざしてきた大学は厳しいかもしれないね。今の実力でも入れるところに選びなおせば、大学には行けると思うよ。できれば、自宅から通えるところが良い。そのほうが、一人暮らしをしなくて済むし、親御さんも安心だ。ねえ、お母さん」

と涼子に話をふった。

「そうですよ。症状があるのに、一人暮らしは反対です。大学は入れるところならどこでもよいです。それから、こんなことを先生に聞いてよいかわからないのですが、涼太の病気は治るのでしょうか？」

と、涼子は青山に聞いた。

以前は、涼子は涼太のことをむしろ買いかぶり、世間的な評価の高い大学に入ってほしいと考えていたが、涼太が統合失調症になってから、色々と自分でも勉強するうちに、この病気がなかなか一筋縄ではいかない病気であることを感じていた。ここでも、青山は「うーん」と言った。

「この統合失調症という病気の原因はよくわかっていないのです。今の薬は原因をたたく治療ではなく、対症療法と言ってもよい。統合失調症の経過についてはいろんな意見がありますが、ざっくりと三分の一はもっと悪くなり、三分の一はあまり変わらず、三分の一は良くなる、という意見もあります。涼太君がどれに該当するかは予測できません。できるだけ症状の再燃を防ぎつつ、涼太君が自立できるような方向で、周囲がサポートしていくことが大事です」

と説明した。

なんとも歯切れの悪い答だった。青山は、

「ところで、舌のもつれやよだれを減らすために、副作用止めを入れるのは保留して、薬そのものを少し減らしましょう。副作用止めの副作用として記憶力が落ちることがありますので、受験勉強の妨げになるかもしれませんので」

と言い添えた。

これから涼太はどうなっていくのだろう、と涼子は暗澹たる気持ちになった。

涼太は大学生になった。

もともとの志望校ではなかったが、涼太はほっとしていた。素直に言うと、浪人生活はきつかったからだ。精神科に通院しながら、予備校にも一時期通ったが、教室の雰囲気が嫌で怖くなって途中でやめた。他の受験生たちが自分のことをジロジロと見ているような気がした。また、「あいつ、勉強しても意味ないのにね」と噂しているような気もした。自宅でできる勉強をして、受かりそうなところを受験した。その大学は、自宅から通えるところだった。結局、当初の志望校から随分ランクを下げての受験になった。合格して最初の精神科受診のときに、涼太は青山に報告した。

「それは、おめでとう。大学生になれて良かったね。大事なことは、どの大学に行くかではなくて、自分が入学した大学で何が学べるか、ということだよ。それから、大学生としての生活も楽しめたらよいね」

と、青山は言った。

それまで、涼太は合格を喜んでよいのか、よくわからなかった。両親が微妙な顔をしていたからだ。でも、青山の言葉で何か救われた気持ちになった。素直に喜びが湧いてきた。

大学生になって、涼太は授業に出ていた。授業の内容はそれなりに面白かったが、予備校のときと同様に、教室では皆からジロジロ見られているような気がした。青山に言うと、それは病気の症状だと言われるが、涼太にはどうしても症状とは思えなかった。本当に皆から見られているような気がしたのだ。しかし、青山に繰り返し訴えたときに、

「そんなにその症状で困っているなら薬を増やそうか？」

と言われたので、最近はあまり訴えないようにしていた。涼太は薬で解決できる問題ではないと思っていたからだ。

それにしても、せっかく大学に入っても友人もできず、クラブ活動にも入れず、涼太は焦っていた。そんなときに、父親が自動車免許をとらせてくれると言い出した。涼太は喜んで、自動車学校へ通った。もともと、車の運転には興味があったので、比較的スムーズに教習も実習も進んで運転免許を手にすることができた。そんな涼太に両親は中古車を買ってくれた。涼太はその車を運転して大学に通った。なんだか、自分がとてもレベルアップしたような気がした。通学も楽しくなった。しかし、教室に入ると皆が自分のことをジロジロ見て、気分が萎縮するのであった。

ある日の夕方、急に雨が降り出した。学生駐車場に急ごうとしていると、玄関先におそらく同級生と思われる女性が困った表情で佇んでいた。

「どうしました？」

と涼太は自然に声をかけた。

「傘を持ってきてないのです。本当は歩いてバス停まで行って、バスでアルバイト先に行かないといけないのに」

とその女性は答えた。

「僕の車で送って行ってあげます」

と涼太は雨の中を濡れながら走って車のところまで行き、車を運転して女性のところまで戻ってきた。

「どうぞ、乗ってください」

と涼太は言った。

「ありがとうございます」

その女性はうれしそうに車に乗った。

車の中でお互いに自己紹介してわかったのは、やはりその女性は同級生ということだった。最初はバス停まで送ろうとしていたが、話がはずんで彼女のアルバイト先のパン屋まで送り届けた。涼太にとっては、車に女性を乗せたのも、親しく一対一で話したのも初めての経験だった。なにか、本物の大学生になったような気がして嬉しかった。翌日は大学へ行くのが楽しみだった。教室に入ると、その女性を目で探していた。今までは、皆から漠然とジロジロ見られると思っていたが、今度は自分が皆をジロジロ見ていた。不思議なものだと思った。

その瞬間、見てはいけないものを見たような気持ちになった。真ん中あたりの席で、その女性が男性と隣同士に座っていて、とても親しそうに話をしていたからだ。男性は何気なく女性の肩に腕を回した。女性も嬉しそうに身を寄せた。

「なんだ、彼がいたのか」

と涼太はがっかりした。昨日の夜は、夢の中でその女性が彼女になってくれたのだ。たった一日の片思い、あっけない幕切れだった。

その日の夕方、涼太は直接家に帰らずに、車で郊外をさまよった。なんだか、自分が滑稽に思えて、でも悲しくなって、気持ちのやり場に困っていた。思わず、車のアクセルをふかしてしまった。まもなく、後ろから白バイがサイレンを鳴らしながら追いついてきて、涼太は捕まった。スピード違反で反則切符を渡されて涼太は解放された。涼太ははじめて警察に捕まったことにショックを覚えていた。家に帰ってからも両親と一言も口をきかずに、自分の部屋に籠った。

その二日後に、涼太は精神病院に再入院することになった。付き添った涼子は

「ずっと調子が良かったのですが、急に悪くなってしまいました。昨晩はまったく落ち着かない状態になって、ずっと独り言を言っていました」

と青山に言った。

「何か、きっかけがあったのかもしれませんが、ここまで悪くなると外来治療は無理ですね。しばらく入院治療をしてもらいましょう」

と青山は答えた。

涼太は入院後、次第に元気を取り戻してきた。しかし、「逮捕される」とか「裁判にかけられる」などと病棟の医師や看護師に頻繁に訴えるようになった。既にスピード違反の反則金は支払っていたのだが、

「警察がやってきて逮捕される。それから裁判にかけられて、刑務所に入ることになっている。先生、助けて」

と涼太は青山にすがりついてきた。青山が何度否定しても涼太は納得しなかった。

そのうち、青山は

「涼太君は逮捕されるとか、裁判にかけられる、と主張するけど、今のところは大丈夫みたいだね」

と返すようにした。いったん、涼太の訴えを受け入れて「大丈夫」という言葉に持って行く戦術に切り替えたところ、涼太のしつこさは陰を潜めた。

およそ、三ヶ月の入院治療で涼太は落ちつき退院した。

大学は休学していたが復学して、涼太は再び大学へ通うようになった。外来では相変わらず、

「教室では皆からジロジロ見られている」

と訴えるが、青山は涼太に

「涼太君は、教室で皆からジロジロ見られている、と主張するけど、今のところは大丈夫みたいだね」

と返している。涼太も、この「大丈夫」という言葉を聞くと、なぜか気持ちが安らぐことを実感していた。とりあえず、この安心感があればなんとかやって行けそうな気がしていた。

涼太の両親は、「涼太が大学を卒業し、会社に就職して、家庭を持つ」という希望つまり人並みの生活を送って欲しいという願いは捨てていなかったが、「もしも病気が再燃してまた入院するようなことがあっても、親としてできる限りのサポートはしよう、正気の涼太も、病気の涼太も、涼太であることに変わりはない」と決意を新たにしていた。

怖い声がきこえる

［統合失調症］

井上幸紀

（私って探偵みたい）

千代子は考え、フゥ〜とため息をついた。後をつけている相手は娘の千夏だからである。千夏は山手線にもう三時間も乗っている。車両の隅の席に陣取り、乗降客をじっと見つめ、不特定の駅でパッと降りては、扉が閉まる前にまた駆け込むような、わけのわからない行動をしていた。千代子は千夏の隣の車両に乗り、千夏に気づかれないようにずっと千夏を目で追っていた。

（私、何をやっているのだろう）

自分に呆れるような気持ちにもなるが、それくらい千夏のことが心配なのである。

千夏は大学を卒業したが就職活動はせず、そのまま家に閉じこもってしまった。共働きの母親である千代子は（まあ、やりたいことが見つかれば自分から動くでしょう）と考えて放置していた。夕食は多少遅くなっても家族でとることにしていたので、ほぼ毎日顔は合わせていた。ただ千夏は家にいるので話すこともないようで、テレビをボ〜ッと見ながら食事をし、食事が終わるとさっさと自分の部屋に籠ってしまっていた。

最近なんとなく千夏の様子が変わった、と千代子は思っていた。毎晩同じニュース番組を見ているのだが、特定のアナウンサーの言葉に変に反応し、「違うわよ！」と怒ったように言ってテレビを睨みつけ、さっさと部屋に戻ることがあった。また千夏は夜中も起きているようで、誰かと話すような声が聞こえてくるが、千代子は（大学時代の友達とまだ繋がっているのね。程々で寝てくれればいいけど）と思い放置していた。

先日は職場の近くで千夏らしい姿を目撃したが、おどおどしており（千夏に似ているけど違うかな）と思っているうちに見失ってしまった。しかし、ある雨の日に家に帰ると、ズブぬれになった靴が玄関にあり、濡れた服のまま千夏がベッドの上に身体を投げ出していた。

（千夏は昼間どこかに行っているんだわ。変な事件に巻き込まれていなかったらいいけど）

千代子は心配していた。非番の日、千代子は千夏を観察してみようと決心した。いつでも出かけられるように用意し、仕事に行く時間に合わせて自分の寝室に入り、鏡台で書き物をしていると、千夏が外に出て行くのがわかった。

（やっぱり。どこに行くのかしら。ついていってみよう）

千代子は行動に移したのである。

（いったいいつまで電車にいるのかしら）

しびれを切らした千代子は、自分の職場のある駅を過ぎたところで車両を移動し、

「あれ？　千夏じゃないの？　偶然ね！」

といかにも偶然を装って話しかけた。千夏は驚いたように千代子を見たが、そのうち急に泣き始めた。

「お母さん、お母さん……」

か細い声で泣き続ける娘の腰に手を回し、（どうしたのかしら、普通じゃないわ！）と驚きながら千代子は家に向かった。家に帰り、夫婦で千夏の話をゆっくりと聞いた。

「この前、東京で行方不明になった女の子、いたでしょ？　その娘の洋服をニュースで説明しているときに、アナウンサーがニヤッと笑って、お前の着ているその洋服のことだって言ったの。私はそんなの知らない、って言ったけど、そのアナウンサーは出てくると私に向かって色々な合図を送ってくるの。怖いの！　家に誰もいなくなると誰かが襲ってきそうで、それで外に出るんだけど、でもやっぱりみんなが襲ってくるみたいな気がして……」

最後のほうは嗚咽でよく聞き取れない状況であった。ただ千代子には、アナウンサーが誰かはすぐにわかったし、その人は普通に番組を進行しているだけで特に変わったこともなかったので、千夏に何か異変が起こっているのではないか、と感じていた。職場で一番仲のいい同僚に、

「娘が何か悩んでるみたい。時々被害妄想？みたいなことを言うので困っているのよね～」

とオブラートに包んで、それとなく事情を相談したところ、

「若い子は色々な悩みを持っているし、それでじゃない？　心配ならまずお医者さんに相談したら？」

と言われ、（そうよ、思春期の一時的なものよ。お医者さん、いいかもしれない）と自分に言い聞かせるように考えた。ただ精神科受診には抵抗があり、少し離れてはいたが大学病院を選び、翌日千夏を連れて受診をした。千夏には

「お母さん、今のあなたが心配なの。あのニュースキャスターは普通よ？　あなたは何か混乱しているみたいだし、大学病院なら安心でしょう？　先生に話を聞いてもらって、どうしたらいいのか相談しましょう」

と説明すると、千夏は何も言わずに下を向き、

「私……怖い……」

とポツリと呟いた。

大学病院はそんなに混んでいなかったが、精神科受診には予約が必要と最初はやんわりと断られた。しかし、困っていることを繰り返し伝えていると、総合診療センターに通され、そこで診てくれた先生がすぐに精神科に連絡を取ってくれて精神科一般初診外来を受けることができた。学生と名乗る白衣を着た同年代の女の子がすぐに寄ってきて、「最初にお話をお伺いします」とテキパキと様々なことを聞いてきた。千夏は見慣れぬ病院で周囲に多くの人がいることから混乱し、何も話すことができず、千代子の手をずっと握りしめていた。学生の質問には千代子が主に答え、それが終わると奥の診察室に通された。

「今日担当させていただきます佐々木です。先にお話しいただいた内容は確認させていただきましたが、もう少しお話を聞かせていただきますね」

年の頃なら四〇歳過ぎであろうか、がっちりとした体格ではあるが笑顔でゆっくり話す佐々木医師に対し、千夏は怖さは感じず、逆になんとなく頼れるような気がした。

「電車に三時間……覚えていますか？」

佐々木医師の問いかけに千夏は弱々しくうなずいた。

「でもどうしたんですか？　何かが追いかけてきていた、もしくはそんな気持ちになっていたんですか？　もしそうなら怖かったでしょうね」

千夏が顔を上げて佐々木医師を見ると、佐々木医師は心配そうな目で千夏を見てくれていた。

（この先生ならわかってくれるかも……）

千夏は、アナウンサーが自分のことをニュースで話していたこと、何か合図をされて、それで何かが起こりそうで怖かったこと、家にいるのも怖いが、外に出ても怖くて、どこにいても心が休まらなかったことなどをポツリポツリと話し、佐々木医師はそれをじっと聞いていてくれた。

（統合失調症かな？　でも身体の病気なども鑑別しないといけないし、もっと話を聞かないとどこまでが事実でどこまでが病気の症状か、簡単には決められないな）

佐々木医師は考えていた。

（ただ放っては置けないし、検査と投薬をしてまずは様子を見よう）と佐々木医師は考え、

「千夏さんは様々な怖い思いをされているようです。ただお母さんのお話を聞くと、すべてが

事実かどうか疑問もあります。思春期を中心に一〇〇人に一人ぐらいの人に生じる病気があるのですが、その病気では千夏さんが体験されたのと同じような怖い思いが、症状として理由なく突然に出ることがあります。もし病気であれば、その怖い思いは薬を飲むことで楽になることがあります。そのため、薬を処方したいと思っています。ただ千夏さんは怖い思いをされているので、ご家族としてできるだけそばにいてあげてください」

佐々木医師は説明した。千夏はうなずいたものの千代子は

「この子のことが心配で……でもうちは共働きだし、仕事、休めないんです。家で一人にするのはまずいでしょうか?」

と心配そうな声で聞いてきた。

(家に一人でいて、病状が悪化したら家を飛び出したり事故が生じる可能性もあるし、心配だな。入院を提案してみよう)

佐々木医師は、千夏が家も怖いし外も怖くて居場所がないと思っていること、薬の効果を把握するためにも頻回の受診が望ましいが家から少し離れていること、ここは大学病院で入院施設もあり、信頼してもらえるのであれば入院という形で居場所を提供できることなどを説明し、

「千夏さん、入院という手もありますよ」

と勧めると、ビクッとした後母親の顔を見たが、千代子が

「大丈夫よ、私たちもそのほうが安心だし、検査だけでもしてもらいましょう」

というと、佐々木医師のほうを向き直し、うなずいた。

入院後の経過は順調であった。千夏は少量の抗精神病薬によく反応し、入院後一週間もすると症状はほぼ消失していた。様々な検査結果に異常もなく、外出訓練も始まった。院内から始め、院外にも外出をしたが、最初は不安が強かったものの実際には以前のような「違和感」はなく、順調に病状は改善していた。最初に話をした女子学生がその後も引き続き様子を見にきてくれて、年齢の近い人と話すことで、千夏の気持ちはさらに落ち着いた。佐々木医師は、様々な鑑別診断を検討したが、薬剤反応性などからも、（統合失調症の可能性が高いな。服薬継続がポイントになるかもしれない。本人と家族によくわかってもらわないと）と考えていた。

退院前の面談で千代子から

「先生、うちの子すっかり良くなって、本当にありがとうございました。ひとつお伺いしたい

のですが、うちの子はどのような病気なのでしょうか？」

と質問が出た。

（お母さん、娘さんのことを大切にしておられるし、時間をとって説明しよう）

佐々木医師は三〇分以上かけ、検査結果や症状を説明した上で、統合失調症が最も考えられること、思春期に発症することは多く一〇〇人に一人ぐらいの割合であること、適切な服薬で社会的に改善状態になることも多いが、服薬をやめると症状が再燃することも多く、今後も医療との関わりが必要であることなどを言葉を選びながら説明し、「何かご質問があれば」と問うたが、千代子はうなずくだけであった。

（統合失調症？）

最初はピンとこなかったが、千夏の入院後、ネットで症状を検索したり、様々な書物を読んだりする中で、何回も「統合失調症」という言葉が出てきていたのを千代子は思い出した。しかし、

（統合失調症では長期的には人格水準が低下する場合がある、って書いてあった。うちの子が統合失調症？　そんなはずはない。私の家系も夫の家系にもそんな人はいない。症状は一時的な思春期の揺らぎだったのよ）

千代子は、統合失調症が考えられるという佐々木医師の説明を心の底では受け入れられずにいた。また、退院時に出された薬を調べると、「妊婦や産婦には相対禁忌」などとも書かれており、千夏に飲ませ続けていいものか一人悩んでいた。入院前に比べ、退院後の千夏の症状は明らかに軽減したものの、薬を飲むと眠たくなるようで、朝食後にはソファーで寝ていることが多かった。

「薬、減らしてほしいな。こんなんだったらアルバイトにも行けない」

千夏が呟いたのを聞いた千代子の口から、自分でも思ってもみない言葉が飛び出ていた。

「あなたはもう治ったのだから薬やめてもいいんじゃない？　薬を飲んでいたら、結婚したり妊娠したときに大変よ」

それを聞いた千夏は（お母さんの言うことはもっともよね）とそれを受け取り、その日から薬を飲まなくなった。薬を飲まなくなった千夏は昼間も起きていられるようになり、アルバイトを見つけてきて、週に三日から始めるようになった。

（症状は出ていないわね？　やっぱり薬はもういらなかったのよ）

千代子は少し罪悪感を感じてはいたが、服薬せずに元気に生活している千夏を見て（これでいいのよ）と自分を納得させていた。

その日は突然やって来た。千夏が警察に保護されたのである。

遠く離れた地方の警察から、国立公園の管理人が閉園時間になっても立ち尽くしている千夏を見つけ、声をかけたが、「こないで！」と言って両手で耳を塞ぎ座り込んだ姿を見て、警察に保護を要請したらしい。車で迎えに行ったが、警察署では狭い個室に入れられて監視されており、警察官からは、

「何かわれわれに聞こえない声が聞こえておられるようです。今までにもこんなことはあったのですか？」

と聞かれた。正直に精神科通院歴のあることを伝えると、

「わかりました。早く病院に連れて行ってあげてください。われわれとしては違法薬物の使用なども考えないといけなかったものですから」

との説明を受けた。違法薬物という言葉にどきっとしたが、それぐらい激しい症状なのかとも

思い、翌日佐々木医師を二人で受診した。

（あんなに良くなっていたのに？　診察では薬は飲んでますって本人だけでなくお母さんも言っていたのに？）

佐々木医師は驚いたが、目の前の千夏を見ると明らかに症状は再燃していた。

「薬、ちゃんと飲んでいましたか？」

佐々木医師が確認すると、千夏は何も言わずに下を向いており、代わりに千代子が
「最近不規則で……それででしょうか」

と申し訳なさそうに答えた。

（やっぱり。怠薬による症状再燃だろう。警察に保護されるぐらい衝動的になるのであれば自宅で様子を見るのは難しいかな。入院を提案しよう）

佐々木医師の提案に千代子はすぐに「お願いします」と述べたが、千夏は下を向いて黙ったままであったが、

「家にいたら心配。入院させてもらいなさい。ちゃんと薬を飲んだらすぐに良くなるわよ」

母親の説得もあり少し時間をおいて千夏は「はい」と短く答えた。

入院後の経過は順調であった。以前に一度入院しており、前回の女子学生はいなかったものの、顔見知りの看護師も多く、入院で緊張することもなかった。入院前より心持ち薬の量は増えたが、症状は安定し外出、外泊を繰り返し、再び退院の日が迫って来た。佐々木医師は怠薬による再発を危惧して、千夏と千代子を前にして、服薬継続の重要性を説明する必要があると考えていた。

「今回の入院は大変でしたね。千夏さんも症状が良くなってお薬をやめてみたい気持ちが出たのはわかりますが、少し早すぎたのかもしれません。高血圧や糖尿病などでも薬で症状は良くなりますが、やめると再発することも多いものです。慢性疾患としてしっかり薬を飲んでください。症状が安定していればできることも増えてきます。高血圧の薬を飲みながら働いている人も多いし、それをあえて病気だとか、薬をやめなさいとは言わないでしょう？　薬を使いながらでも自分のやりたいことができるようになったほうがいいと私は思いますよ」

佐々木医師の説明を千代子はうなずきながら、千夏はうつむきながら聞いていた。

「薬ここに置いておきますからね。ちゃんと飲むんですよ！」

それからは、千代子が毎朝薬を準備し服薬を確認してから仕事に行くことが日課となった。

退院後の千夏はプンとした顔が多くなり、千代子と話す機会も減っていた。

（再発したのがショックだったのでしょう）

千代子はそう考え、これ以上悪化させないためにも母親である自分が薬の管理をして、千夏に元気になってもらいたいと強く思っていた。

「薬飲むと眠くなってバイトができない」

それが千夏の口癖となっていた。

（バイトができなくても元気な娘であればいい）

千代子は心からそう思い、母親の役目と割り切って、毎朝薬を渡すことを続けていた。

あるとき、千代子の母親が救急車で運ばれたと連絡があった。遠方で一人暮らしであったのが、風邪をこじらせ肺炎となり、それに気づいた隣人が救急車を呼んでくれたようである。母親の入院先に行くには、仕事を休んで朝早く出る必要があった。また症状が悪いときには付き添いを依頼され、家に帰れないことも生じた。そのときには千夏の薬を「忘れないで飲むように」と書いた手紙とともに机に置き、数日泊り込むこともあった。自宅に帰って机を見ると薬はなくなっており、それを包んでいた銀紙だけがゴミ箱に入っていた。（千夏もわかってくれているのね）と安心した千代子は服薬管理をやめ、千夏を信頼して任せることにした。

「あなたも大人なのだから、自分の病気のこと、わかっているわよね。お母さんはおばあちゃんのことで忙しいこと、あなたもわかってくれているでしょ。自分のことは自分でしっかりしなさいね」

折に触れては千夏に注意するようにはしていた。千夏は少しずつ元気になり、再び朝からバイトに行くようになり、（千夏も大人ね。任せてよかった）と千代子は一息ついた。

ある朝千代子がトイレに行こうとすると、千夏がトイレの前で立っていた。（重なったわね。まあまだ出勤まで時間があるし、千夏の後でいいか。それまで洗い物でもしておこう）と考えて洗い物を終え、一〇分以上経ってから再びトイレに行こうとして、ドキッとした。千夏が同じ体勢でトイレの前で立ち尽くしているのである。

（どうしたんだろう、再発？）（でも薬も飲んでいるし）（様子を見たほうがいい？　いや、声をかけなければ）

様々な思いが頭をよぎったが、意を決して千夏に「大丈夫？」と声をかけた。千夏は不思議な格好で立ち尽くし、目を開き、何かわからないことをぶつぶつと言っているようであった。身体全体に汗をかいており、一〇分前と同じと思ったが、（いつからその体勢でいたのだろう、もしかしたら夜中から？）と思うと一気に頭に血が上るとともに、まだ寝ていた夫を大声で呼び、二人で千夏をベッドまで連れて行き寝かせた。千夏は特に抵抗することもなく、されるがままのような状態であった。佐々木医師の診察が始まる時間を見計らい、千代子は夫と二人で千夏を病院に連れて行った。

（また？　なぜ？）

佐々木医師は驚くとともに困惑をしていた。薬の管理は母親にお願いしてあったし、きっちりと服薬していると聞いていたからである。

（でもこれは統合失調症の症状だ。薬が足りなかったのかもしれない。病気そのものの勢いや、他の要因もあったのかもしれない。今は満足に会話もできないし、これは入院が必要だ）

佐々木医師は判断し、両親の同意も得て、三回目の入院とした。入院後に施行した抗精神病薬の筋肉注射が効いたのか、千夏は少しずつ話すことができるようになり、翌日には口から食事や薬を摂ることができるまで改善した。

「立ち尽くしていたときのこと、覚えてますか？　どういう状態だったんですか？」

佐々木医師の問いに千夏は、

「何か声が聞こえてきて。トイレに入るな、とか……その声が気になってその声ばかり気にしていたと思います。お母さんが声をかけてくれたのはぼんやり覚えてますけど、それどころではなかった感じでした」

と答えた。

「薬、ちゃんと飲まれていましたか？　最近不規則になったりしていませんでしたか？」

症状が改善した後、佐々木医師は一番気になっていたことを千夏に聞くと、千夏は黙り込んだ。

それを横で見ていた千代子はつい

「あれほど飲むように言ったでしょう！　飲んでなかったの⁉」

ときつい言葉を発してしまった。すると千夏は千代子のほうを向き、明らかに睨みつけながら、

「良くなったら飲まなくっていいと言ったのはお母さんじゃない！　結婚や妊娠にも影響があるって言ったじゃない！　私は良くなったら働いて、お母さんやお父さんに心配かけないようにしたかったのよ。薬を飲んだら仕事もできないでしょう……」

最初は大声で、途中からはやや弱々しく声を上げた。その後は千代子とも佐々木医師とも目を合わせず、下を向き、涙の粒が次々と千夏の膝の上に落ちていった。

（最初に私が言ったことをこの子はずっと覚えていたのね。良かれと思って言ったことだけど、今となっては間違ったことを言っていたわ。私のせいね）

「そうだったの、ごめんね」

千代子の目からも涙があふれた。その様子を見ていた佐々木医師は一呼吸置いてから、

「そうだったんですね。千夏さんは若いし、確かに結婚や妊娠、出産のことまで考えてしまうのはわかります。私の説明が足りなかった部分があったことは申し訳なく思います」

と伝え、その上で、

「千夏さんの幸せをお母さんも私も考えて対応しているつもりですが、千夏さんの考えとわれわれの考えがずれていることもあります。目的、すなわち千夏さんに元気になってもらうこと、

は共通なのだから、お互いにもっと話し合っていきましょう」

と続けた。

「でもお母さんは信じられない。先生の前では自分に都合のいいことばかり言うし、もう何を信じていいのかわからない」

千夏が泣きながら振り絞るように言葉を発した。千代子はそれを聞き、娘の信頼がなくなったことにショックを受けたが、どうしていいのかわからずにじっと黙っていた。

「今の薬を飲み続けるのはいいですか？　副作用や気になることがあれば今の間に相談しましょう」

佐々木医師の言葉に千夏は、

「働きたいです。でも薬を飲んだらアルバイトができません」

と答えた。

（現在の服薬は、朝中心だな。これはお母さんが服薬管理をしてくれる前提で考えていた。そうであれば、夕食後、いや寝る前に一回でもいいかもしれない。そうであれば眠気は逆に睡眠の確保に役立つかもしれない。ただ昼間に不思議な声が聞こえないか、それは心配だな。入院中で

もあるし、化学構造の違う別の薬に変えて、寝る前一回にしてみよう）

佐々木医師は考え、その提案を千夏に行った。千夏は、「それなら守ります」と答え、横からの千代子の「ちゃんと飲むのよ」の言葉には「お母さんの言うことはもう聞かない。自分でちゃんとやる！」と冷たく突き放した。

入院中に投薬調整を行ったが、夜間一回の投薬では昼間に不思議な声が聞こえるような気がすること、ただそのために薬を増やせば朝に眠気が残ることなど、何パターンか調整を行ったが、ピタッとくる処方にはなかなかたどり着かなかった。

佐々木医師は千夏とその状態を確認し、「一番辛いのは、目が上に向くような副作用、その次は眠気。一番考えて欲しいのは昼間に元気で過ごせることであって、不思議な声はなくならなくっても、病気として付き合っていけると思うので大丈夫」という言葉を引き出した。

そのため、寝る前一回の処方とする。昼間は眠くはないが疲れたら不思議な声が聞こえることはあり、それは無視することで対応する。体調によっては副作用が後で出たり、症状がひどくなったりすることもあるが、自分で勝手に薬を調整せず、悩んだときには佐々木医師を受診して相談する、などの約束を交わした。また、現在飲んでいる薬の細かな説明を薬剤師からもしてもらい、将来の結婚や妊娠の不安についても相談に乗るように配慮を受けた。今回は佐々木医師と千夏との「約束」が中心となり、それを踏まえて退院となった。なんとなくさみしい思いに千代子は気づいていたが、（しかたがない、娘が元気であることが一番）と納得しようとしていた。

退院後、千夏はアルバイトを始めた。佐々木医師の助言も踏まえ、定時勤務で責任のあまりない仕事から始めた。千代子は退院当初はつい細かく千夏の行動に口出しをしてしまっていたが、千夏に煙たがられる自分を悲しく思い、徐々に何も言わなくなった。

（元気であればいい、働けているのであればなおいい、佐々木先生としっかりつながっていてくれればいい。ただ、母親として心配事ができたら、早めに佐々木先生に相談しよう）

考え方を少し変えることで、千代子も少し楽に千夏と付き合えるように感じ、一旦こじれた関係改善には時間がかかることも受け入れていた。

千夏は自分のやりたいアルバイトを始め、最初は戸惑っていたがそのうち慣れ、会社の人からも信頼を得るようになった。

ただ千夏には新たな悩みがあった。会社の同僚に病気のことを伝えていないのである。

「先生、病気のこと、会社に言わないといけませんか？」

千夏は佐々木医師に聞いた。佐々木医師は困ったような表情を一瞬したあと、

「一概には言えないですね。ただ、千夏さんが元気に働くことが一番で、そのために必要であれば、最低限の人、信頼できる上司とか、いたら保健師さんとかには、病名は伝えなくっても、今大学病院に通院していること、ストレスで症状が顔を出すことがあるかもしれないこと、困ったら相談に乗って欲しいことなどを伝えておいてもいいかもしれないですね」

と返してきた。

「高血圧などの病気でも、薬を飲みながら働いている人は多いし、千夏さんも長く働くために、上手に薬と付き合ってくださいね」

（前に聞いたことがあるフレーズ。同じことを話してること、先生は気づいているんだろうか）千夏は心の中で少しおかしく思ったが、（何回も言われることは大事なことだし、実際その通りね）とも思って笑顔でうなずいた。

速き世界とカズヒコの歩み

［統合失調症］

吉村玲児

カズヒコは地方の県庁所在地にある国立大学の理工学部の修士課程の二年生。隣の県の公立高校を卒業して、この町で初めての一人暮らしを始めた。高校時代は仲の良い友人から剣道部に誘われたので、三年間所属したが体育会系クラブでの先輩後輩の縦の関係にはなじめなかった。高校では、数人の限られた友人と付き合う程度で、クラスでも目立たない存在であった。

彼の所属は理工学部生物科学科で、研究室全体のテーマは癌転移機序に関する研究である。毎日、癌ができたマウスの様々な器官を取り出してその細胞での遺伝子発現を調べる根気のいる作業であったが、カズヒコは誰にも邪魔されずに静かにコツコツと実験を繰り返す作業は全く苦痛ではなかった。むしろ、研究室全体の歓迎会や送別会など、同僚と飲食しながら時間を費やすことを苦手としていた。そのような場では、自分から話すことはなくもっぱら聞き役だった。そういう性格であるから、研究室内のプレゼンテーションや学会発表では極度に緊張して、発表時にどもってしまう。教授からは「君は非常に素晴らしく独創的な研究をしているのに、その研究の内容の良さが全く伝わらない」と注意を受けることがしばしばあった。

修士論文を指導してくれている指導教官との人間関係にも悩んでいた。指導教官は自分の研究に忙しく、カズヒコが研究の進め方や結果の考察に関して相談を依頼しても、なかなか時間が取れないという理由で先延ばしにされることが多かった。

当初の実験はほぼ終了しており、残りは論文をまとめるだけの段階になっていた。カズヒコの心の中には日増しに修士論文が期限までに提出できるのだろうかという不安が強まっていった。そして、その不安は自分でも制御するのが困難な程にまで大きくなっていった。


一ヶ月前から、気力がなくなった。朝が起きられずに研究室に行けない日が増えてきた。何もする気が起きない。なんとなく外が不気味で恐ろしく感じる。外出すると町の雑踏や自動車のクラクションの音にビクッとしてしまう。その音が自分への何かのサインのように感じた。すれ違う人の視線が悪意に満ちているように思える。バスの乗客の笑い声が自分をあざ笑うように聞こえて、我慢できずに途中でバスを降りたこともあった。夜中まで眠れず、昼過ぎまでベッドから出られない昼夜逆転した生活になった。髭を剃るのも歯を磨くのも億劫になり、風呂にも入らなくなった。下着もずっと着替えずに同じ物を着ていた。

自分の考えがまとまらなかった。自分を取り巻いている背景が自分を圧迫してくる。頭に浮かんだ考えは自分で考えたものなのか他者の考えなのか？　それらが混在してしまう。自分というのはいったい何者であるのかという考えにもとらわれていた。

突然、部屋の天井から不気味な声が聴こえてきた。

「この屑人間が。役立たず。お前がいるので大学が迷惑している。お前はアパート住人の敵だ」「偽善者。お前の悪事は皆知っているぞ。警察にも指名手配されているぞ」

カズヒコは驚いて部屋中を見渡し、部屋の外を窓から恐る恐る覗いた。アパートのドアを少し開けて周囲を確認した。誰もいない。部屋のカーテンを閉め、しっかりと施錠した。しかし、声はずっと頭に響いていた。

「カズヒコ君が一ヶ月間全く大学に来ていません。携帯に電話しても全く連絡が取れずに困っています」

突然の大学の学生課からの電話に、母親のキクエは大変驚いた。カズヒコは論文作成の実験で毎日忙しく過ごしているものと思っていたので、大学に行っていないなど露にも思わなかった。

翌日、列車とバスを乗り継ぎ息子のアパートを訪れた。

「カズヒコ。母さんだけど」

しばらくして、ゆっくりとドアが開いた。出てきた息子の姿を見てキクエは絶句した。髪の毛は伸び放題でフケが付着している。無精髭で顔も脂ぎっている。何日間入浴していないのか体からは悪臭が漂っていた。

「母さん早く中に入って。危ないから」

と言ってカズヒコはキクエを部屋に招き入れると素早くドアを閉めてチェーンロックをかけた。何かをひどく警戒しているようであった。

自分が大学の不正を知ったために、政府の役人や警察からも疑われている。外から行動を盗聴盗撮されていた。などの意味不明の内容の話をカズヒコは延々と続けた。

「カズヒコ、あなたどうしたの？　そんなことあるはずがないでしょう」

と言うと、

「母さんまでも自分のことを信じようとしない。母さんも向こう側の一味なのか？」

と興奮して訳のわからないことをまくしたてた。

カズヒコは会話が通じるときもあれば、壁や天井を見つめて独り言をぶつぶつと言い続けるときもあった。しかし、久しぶりに母親に会って安心したのか、カズヒコはキクエの作った夕食を食べて、その夜は風呂にも入り、夜は鼾をかいて寝ていた。翌日、キクエが目覚めたときには、カズヒコはベッドの上に座り、壁を見つめて何か独り言を続けていた。

「カズヒコ。母さんと一緒に病院を受診しよう。あなたもそんなに精神が張り詰めて、夜も眠れない日が続いたら体がとても持たないでしょう。母さんも心配でたまらない」

最初はなかなか受診を納得しなかったが、不眠症についてだけでも医師に相談しようということで、精神科クリニックへの受診を受け入れた。

次の日にカズヒコと母親はあらかじめ電話で予約をしておいた精神科クリニックを受診した。そこは駅前の一〇階建てのビルの中にあった。エレベーターで五階まで上がり、クリニックの扉を開けた。受付にはいくつもの観葉植物が並んで置いてあり、木目調フローリングの待合室には北欧風で統一された椅子が並んでいた。壁にはヨーロッパのどこかの町の風景写真がいくつも飾られていた。テレビはなく、スピーカーからはクラシック音楽が静かに流れていた。モーツアルトのピアノソナタ第八番イ短調。

「カズヒコさんとお母さん、診察室にどうぞ」

医師のクロダは二人を招き入れた。

「初めまして、精神科医師のクロダです。よろしくお願いします。カズヒコさん、今日はどうしました」

不安と恐怖で怯え硬直した表情のカズヒコにクロダ医師は柔い言葉でゆっくりと尋ねた。

訳も知れぬ不安に襲われて何も考えられない、昼も夜も恐ろしくてじっとしていられない、世界が今までとは全く違って不気味に見える、知らない複数の人物の声が壁や天井から聞こえてくること、その頻度の激しくなってきたこと、知らないうちに自分が犯罪者として扱われている、今日もここに来るまでの間、何人もから自分が狙われていた。母親と一緒であるから辛うじてここまでどうにか来られたことなどがカズヒコの口から語られた。

「それは辛かったでしょう。今まで一人でよく我慢しましたね」

クロダ医師は温かく包み込むように続けた。

「そんな神経が張り詰めた状態では夜も眠れませんね」

声はまるで自分の心を読んでいるように聞こえてくる、それに反論すると徹底的に自分を打ちのめすようなことを言ってくる。と、カズヒコは泣きながら頭を抱えながら訴え続けた。母親のキクエは心配そうにカズヒコの背中をさすりながら、「大丈夫、大丈夫」とまるで子守歌のように、自分に言い聞かせるように囁いていた。

クロダ医師はカズヒコの話を聴き終えたあとに入院を提案した。

「カズヒコさん。少し環境を変えて休養したほうがいいと思います。アパートでは十分に頭も身体も休めることができない。

今起こっている症状は、お薬で改善することができると思います。しかし、お薬も良好な環境でないと効果が出ないし、精神科でお薬を使う場合には最初は入院してその量を医師が調整できる状況から治療を始めたほうが良いのです」

今の状態が精神病による、幻覚妄想状態だと考えられること、早く治療を開始したほうがよいこと、薬物治療だけでなく、治療環境も大切であるし、本人だけでなく家族の協力も必要不可欠なことを何度も根気強く説明した。

しかし、カズヒコも母親もなかなか入院治療の決心がつかず、二、三日考えても良いかということだった。

「わかりました。次の外来を二日後に入れておきますから、そのときまで十分考えてきてください。ただし、今日からお出しするお薬は必ず飲んでくださいね。少し気分が楽になりますし、夜も眠れるようになりますから」

と告げて長い診察を終了した。

クロダ医師は、自分の母校でもある大学病院の精神科での入院治療がカズヒコには必要だと考えていた。しかし、今日自分のもとを受診するのにも大変な決心がいったことであろうし、立て続けに今日すぐに入院という事態を受け入れがたいのもわからないわけではない。患者のことは心配だが、あまり医師が治療を急ぎすぎるとかえって患者を絶望の淵に追い込んでしまうこともある。時にはじっと待つことも必要だ。ここは患者を信じて待ってみよう。何かあった場合には、いつでも連絡をくれるように母親にも伝えておいたし。

その夕方、クロダ医師は大学病院精神科の自分の後輩である病棟医長に、二日後に患者を紹介するので入院治療をお願いしたい旨を電話で伝えた。幸いなことに、今は病棟が比較的空いており二日後であれば当日すぐに入院できるという快い返事をもらえた。

カズヒコとキクエはクリニック横の薬局で二日分の薬をもらい、アパートに戻った。

「優しい先生でよかったね。あの先生はあんたのことを本当に心配してくれていたね。一時間以上もじっくりと話を聴いてくれたし、心の病気のことをわかりやすく説明してくれた。母さんは安心したよ。私は、あんたに早く元気に戻って欲しいからクロダ先生を信じてあんたに入院治療を受けて欲しいと思うけど、どうだい？」

そう言いながら、キクエ自身もまさか息子を精神科に受診させるとは夢にも思わなかった。クロダ医師からは入院治療も勧められた。幻覚妄想、精神病。

（何故、自分たちには関係ない忌まわしいものが突然降りかかったのだろう。精神科の薬を飲むと廃人のようになると聞いたことがある。本当に大丈夫だろうか。自分は母親としてどうすべきなのか？）と混乱している自分もいた。

「母さん。俺は病気なのかな。薬を飲んで治療を受けたほうがいいのかな。俺は母さんを困らせたくはないんだ」

とカズヒコが尋ねた。カズヒコは昔から親思いの優しい子だ。今はクロダ先生を信じて先生の言うとおり、お薬を飲み入院治療を受けようとキクエは息子にそして自分自身に言い聞かせた。

「わかった。母さんの言うとおりにする」

と息子は入院に同意した。

二日後、予定通りにカズヒコと母親が来院した。入院して治療を受けることを本人が納得してくれたこと。薬を内服して夜間は六時間眠れているとのことだった。クロダ医師はそれを聞いてほっとした。

「私の母校の大学病院精神科への紹介状を準備しています。これからすぐに受診してください。今ならベッドが空いているのですぐに入院できるそうです。まず病院の精神科外来を受診してください。簡単な診察を受けてから病棟に入院という手順になります。嫌でなかったら、退院したらまた私のクリニックの外来に通ってもらって構いませんよ」

と言うと、本人も母親も是非そうお願いしますと頭を下げた。

「それでは、気を付けて。向こうでしばらく休養していらっしゃい」

とクロダ医師は送り出した。


クロダ医師のクリニックを出て、駅前からタクシーで大学病院に向かった。大学病院は町の中心から東に少し外れたところにあった。大学の正門から欅並木があり、その突き当たりが大学病院であった。受付を済ませて外来棟の三階にある精神科の待合室で順番を待った。カズヒコの名前が呼ばれて、診察室に入った。中にはクロダ医師より一〇歳くらい若い眼鏡をかけた医師がおり、

「はじめまして、担当医師のケンミです。クロダ先生からのご紹介ですね。電話で連絡もいただいています」

ケンミ医師は、病棟についての説明をした。この大学病院精神科の病棟は半分一五床が病棟に自由に出入りできない閉鎖病棟であり、残り二〇床が内科や外科と同じような開放病棟であるということ。最初の一週間は閉鎖病棟での治療を行い、その後は開放病棟に移る予定であり、入院期間は約一ヶ月程度になりそうという説明があった。

「入院に際して何かご不安なことはありませんか?」

とケンミ医師が尋ねた。

母親が家族の面会は自由にできるのか、部屋は何人部屋なのか、と聞いた。

「面会時間は他の病棟と同じで午後一時から八時までとなります。またお部屋は原則二人部屋です。しかし、うちの病棟は一部屋が一般病棟よりも広くとっているので狭いとは感じないと思

います。また、個人のプライバシーはカーテンで守られています」

カズヒコには、精神科の閉鎖病棟への入院ということに対して不安があったが、それ以上にアパートに一人でいても声と常時誰かに監視されているという恐怖感や緊張感に比べればまだ我慢できると思った。どちらにせよ、自分は頭がおかしくなってしまったのだ、もうどうにでもなれという投げやりな気持ちにもなっていた。

入院に同意して、母親と一緒に入院手続きを済ませて入院棟の一〇階にある精神科病棟に向かった。エレベーターで一〇階まで行き、降りるとすぐ前にナースステーションがある。手前に開放病棟があり、その奥が閉鎖病棟になっていた。閉鎖病棟への出入りはホテルのカードキーと同じシステムで管理されていた。大学病院の病棟は一年前に新築されたばかりで、新しくて清潔感があった。閉鎖病棟といっても中は広々としており、病室も個室と二人部屋からなっていた。カズヒコの部屋は二人部屋で、病室の窓からは、郊外の住宅地と大きなショッピングセンターが見えた。

しばらくして、自分より少し年上であろう若い医師とケンミ医師が来室した。そして入院中は主治医が若いコダマ医師、副主治医はケンミ医師になることを説明した。薬に関しては、クロダ医師のところで処方されていたものと同じ薬を少し増やして継続すること、ＭＲＩという頭の中を調べる検査や血液検査、心理検査などが予定されていることの説明があった。疲れていたせいもあり、入院当日の夜は熟睡できた。

早いもので入院して二週間が経つ。病棟にも慣れた。不気味で恐ろしい声は完全になくなった訳ではないが、確実に少なくなった。起きたときや寝る前などには、まだ少し聴こえてくる。しかし、声の大きさも小さくなった。耳をそばだてないと聞き取れない程度だ。自分は周囲や世間から敵対視され狙われている、というような感覚もだいぶ減ってきた。食事もほぼ全部食べることができ、睡眠も七時間はとれるようになった。翌日から開放病棟に移動となることをコダマ医師から説明された。

その三日後、ケンミ医師はカズヒコを病棟の診察室に招き入れた。

「調子はどうですか。順調に行っているように見えますし、コダマ先生からもそのように聞いていますが」

幻聴や妄想、それにイライラはほとんどなく規則正しい生活が送れていること、ただ頭の回転や将来に対する不安は大きいことなどの返事が返ってきた。そこで、ケンミ医師は提案した。

「カズヒコさん。週末一泊でご実家へ外泊してみませんか。今後の予定としては、外泊を二回程度繰り返してみて問題なければ退院して外来治療としたいと思います。外来はクロダ先生のクリニックへの通院を希望されていましたね。クロダ先生のクリニックにはデイケア施設もありますので、それを利用してみてはどうでしょうか。退院した患者さん皆さんが感じることですが、外界のスピードの速さに少し当惑されるかも知れません。ご自分の現状と外社会のギャップを少しずつ埋めて行くのにデイケアは適していると思いますよ」

予定通りその週末、カズヒコは実家に外泊した。大学病院まで両親が迎えに来て、父親の運転する車で実家へ向かった。一〇月の空は青く澄んで高かった。風は少し肌寒くて木々は黄色や赤に色づいていた。高速道路を使い約二時間半で自宅に帰り着いた。

久しぶりの実家は嬉しかった。二人兄弟の兄は東京で働いているので、実家は両親の二人暮らし。父親のサブロウは隣町の高校の校長をしている。

「カズヒコ疲れただろう。帰ってきたのは一年ぶりだろう。今日はゆっくりしなさい。お医者さんもそう言っていたことだし」

父親はカズヒコに気を使って緊張しているように感じられた。

「病院食は味気なかっただろうから、今日は何かカズヒコの好きな物を作ろうかね」

と母親が言った。

特に何もすることがなかったので、カズヒコは庭に出てみた。樫や柊の庭木があり、花壇にはコスモスの花が咲いていた。世界の中でここだけが時間が止まっているように感じられた。周りは慌ただしく時間が過ぎていくのに、自分だけが世界の片隅にポツンと取り残されているような言いようのない疎外感があった。あの症状がまた戻って来るのではないか、大学に復学できるのか、たとえ大学に戻れても無事修士論文を仕上げ卒業できるのか、就職はどうすればよいのか、今後の現実的な心配が次々と頭をよぎった。不安が加速度をつけて膨らみ始めた。

カズヒコはこのままではまずいと思い、頓服用に処方してもらった抗不安薬を一錠服用した。三〇分程度すると幸い不安は治まった。

「初めての外泊はどうでしたか。ご自宅でゆっくりできましたか」

ケンミ医師は尋ねた。

「久しぶりの実家はよかったです。母親の手作りの夕食は美味しかったし、夜も休めました。それで先生。ただ今後の自分の将来についての具体的な不安で押しつぶされそうになりました。それで一回だけ頓服を飲みました。先生、今後私は大学に戻れるのでしょうか？ 社会復帰できるのでしょうか？」

カズヒコの問いかけに対して、少し間をおいてケンミ医師はゆっくりと答えた。

「ごもっともです。あなたが苦しんだ症状はよくなって来ていますが、今後あなたは社会に戻るという目標があります。それであなたが今感じられている不安は当然だと思いますよ。それを少しずつ解消するために、これからデイケアや社会復帰のためのサービスがあるのです。先日話したように、クロダ先生のクリニックには、それらも整っています。入院治療はあくまでも緊急避難的なものです。今後大学への復学を視野に入れた治療がこれから本格的に始まるのです。決して焦ってはいけませんよ。われわれもクロダ先生もできる限りのお手伝いをしますので、どうかわれわれを信頼してください。一緒にやっていきましょう」

二回目の外泊を終えた後、約一ヶ月間の大学病院精神科への入院を終えて、クロダ医師のクリニックに通院することになった。退院当日は、母親が迎えに来た。コダマ医師とケンミ医師が一〇階のエレベーターホールまで見送ってくれた。クロダ医師への紹介状と一週間分の抗精神病薬を手渡された。母親ともども「大変お世話になりました」と二人に一礼した。


「カズヒコさん。診察室へどうぞ」

クロダ医師はカズヒコを招き入れた。

「入院はどうでしたか。初めてここに来られたときと比べて、見違えるようによくなったように見えますが」

急性期の幻覚妄想状態は、入院治療と抗精神病薬が奏効して改善していると思った。

「先生たちのおかげで、自分でも随分とよくなったと思います。ただ、今後自分がどのように社会復帰していけばよいのかが具体的に思い描けなくて困っています。その不安からなのかも知れませんが、頭の働き具合が前より少し悪くなったような気もします。それと気分が少し沈んでもいます」

とカズヒコは答えた。

急性期の後にしばしば経験される精神病後抑うつ状態かも知れないとクロダ医師は考えた。大学病院精神科入院中に統合失調症が最も考えられて、その病気の性格や今後の対応方法を患者と家族に説明し理解してもらえたと向こうの主治医からの紹介状には記載されていた。

確かにそうなのだろう。しかし、説明したこととそれを患者がどのように受け止めて解釈したのかは全く別物である。先日、何かの会合で若い精神科の医師との会話で感じたある不快感がクロダ医師の脳裏に浮かんだ。それは、次のような会話だった。その若い精神科医は、

「私はすべての統合失調症の患者に対して、最初に診断根拠とガイドラインに沿った合理的薬物療法の必要性、そして疾患教育を十分に行います。そして患者ならびに家族の同意の下で治療を始めます。それが薬物のアドヒアランス向上に繋がります。先生それが shared decision making ですよ」

と自信満々に語っていた。

確かにその若い医師の言うことは概ね妥当だろう。しかし、日常の精神科臨床とは、混乱して不安だらけの患者に冷淡に診断を突きつけ、治療オプションを提示するだけのアルゴリズム作業の繰り返しであってはならない。もしそうであれば、精神科医など必要なかろう。

人工知能（ＡＩ）のほうが精神科医よりも何倍も手際よくその作業を行える。患者にはＡＩによりアウトプットされた結果をプリントアウトして渡して終了ということになる。しかし、われわれ精神科医師が真に必要とされるのは、患者が精神疾患を患ったという現実を受け止め、それを乗り越えて行くプロセスを教示してその手助けすることである。それには、とても人間臭い資質が要求される。今後、脳科学が進み精神医学が進歩しようとも、精神科医師は哲学する姿勢を放棄すべきではない。ヒトが生まれ、その生涯を生きて、そして死んでいく。これらはすべて単に複雑なアルゴリズムで規定されているプロセスなのかもしれない。しかし、ヒトはそれを十分に受け入れることができるほど強くはない。

ヒトが生きていくためには、自分の人生に何らかの意味を持たせる必要があり、自分自身のストーリーがなければならない。患者が患者自身のストーリーを作り上げる手伝いをすることが精神科医の真の役目ではないか。

将来への不安で押しつぶされそうなカズヒコを目の前にしてクロダ医師は強く思った。

「カズヒコさん。これからが本当の治療ですよ。あなたと私、そしてご家族が協力しながら進んでいく共同作業です。私のクリニックには、デイケアも併設しています。すぐに大学復帰というのは、今の状況では難しいと思います。まず週に四日ここのデイケアに通ってください」

カズヒコは朝七時半に起床した。前日に準備していたトーストとヨーグルト、野菜ジュースの軽い朝食を済ませた。朝食後の薬を内服して、洗顔し歯を磨いた。服を着替えてアパートの部屋を出た。路線バスのバス停まで歩き、駅前行のバスを待った。他の通勤・通学中の人々から見たらきっと自分も学校に行くバスを待っていると見られているんだろうな、と考えると少し後ろめたい気持ちになった。バスは満員で道路は渋滞していた。空いていたら一〇分程度で駅前に到着するのが三〇分かかった。バスの中では訳もなく緊張していたので、バスを降りるとホッとした。北風が肌寒かった。

クロダ医師のクリニックは外来診察室などが五階、その一階上がデイケア施設になっていた。クロダ医師のクリニックのデイケアは担当医一名、精神科ソーシャルワーカー一名、臨床心理士一名、作業療法士三名が常勤で働いていた。まずデイケア担当医のササグリから、デイケアの内容について説明があった。エアロビクス、ヨガといった身体を動かす種目、絵画・陶芸など芸術作品制作、英会話教室、パソコン教室など実務に役立つ訓練、自己主張訓練（アサーショントレーニング）など色々なプログラムが準備されていることには驚いた。

ササグリ医師と話し合いながら、一週間の自分のスケジュールを決めた。最近身体をほとんど動かしていなかったので、午前中はエアロビクス、午後から昔から興味があった絵画教室を選んだ。そして週末には心理カウンセリングとクロダ医師の診察を受けることにした。ランチはデイケアの弁当を頼むこともできたが、社会や人になれるために、近くのコーヒーチェーン店へ行くことにした。エアロビクス体操は予想以上にきつかったが、終了後には爽快感があった。絵画教室はデッサンの基礎から始まった。最初はどこかお客さんのような感じだったが、作業療法士や心理士、受付の事務担当者なども積極的に声を掛けてきてくれるので、知らず知らずのうちにデイケアの環境に打ち解けて行けた。デイケア参加当初の不安や緊張がほぐれてデイケアが楽しい、リラックスしているという感覚が戻ってきた。カズヒコは、クロダ医師がクリニックの内装や備品の細部にこだわっているように、スタッフたち一人一人が精神科医療に真摯に取り組む熱意が伝わってきた。

デイケアを利用し始めて三ヶ月目が経つ。週末の診察のとき、クロダ医師は、

「カズヒコ君。そろそろ大学に戻ることを考えてみてはどうだろうか。以前にあなたから聞いた話だと、大学院修士課程卒業に必要な単位は取れており、卒論をまとめるだけということだったよね」

勿論、復学に際しては大学保健センターの医師に連絡をして復学に向けての調整を図ること、保健センターの医師も幸い自分の大学時代の後輩医師であり、カズヒコの指導教授にもあらかじめ病気に関しての話をすることが可能であることなどを説明した。

「私たち医師には患者さんから知り得た情報をよそに漏らさないという義務があります。守秘義務と言いますが。つまり、大学の保健センターの医師や指導教授にあなたの病気に関しての詳しい話をしても良いというあなたからの承諾が必要なのです。向こうに伝える必要がある情報はあらかじめ話しておいたほうがカズヒコ君のためにもなると思うのですが、如何でしょうか」

カズヒコの返事は、自分も周囲の理解なしには大学に戻ったとしてもやってゆく自信がないので、そのように願いたいとのことだった。

そこで、カズヒコの指導教授のサトウと大学保健センターのシマダ医師、クロダ医師による三

者面談が行われた。

「そうだったんですか。指導教授である私がもっと早く彼の悩みに気づいてあげるべきでした。彼はコツコツと地道に実験に取り組んでいました。研究者向きと大いに期待もしていました。ただ、対人緊張が強いと言うのでしょうか。皆の前での発表が苦手なようでした。大学院卒業の取得単位も足りていますし、実験もほぼ終了しています。修士論文は私が責任をもってサポートしますので心配いりません。私はカズヒコ君のように要領は悪いが、朴訥で努力する学生のほうがスマートに研究をする者よりもよほど好きです」

クロダ医師はサトウ教授が心より、カズヒコのことを心配してくれていることがわかり自分のことのように嬉しかった。この教授のもとなら、カズヒコ君は大丈夫だ、復学できると強く思った。

カズヒコは約半年ぶりに研究室に顔を出した。少し前まで、毎日朝早くから夜中まで、実験をしていた場所。薬品の匂い、冷凍庫の低い音、色々な実験装置、ガラス瓶、試薬庫。

「ああ。懐かしいな。ここにまた戻ってくることができた」

一〇時にサトウ教授と会う約束になっていた。時間五分前に教授室のドアをノックした。

「どうぞ」

というサトウ教授の低い声がした。緊張していたが、

「久しぶり、大変だったね。はじめは、君の来れる時間に来て自分がやり残していると思う追加実験を少しずつ始めればいいんじゃないのかな。クロダ先生からもうかがったが、まずは君のリズムを作ることだよ」

という教授の言葉を聞いて安心した。ありがたかった。

「教授ありがとうございます。正直まだ不安はあるんです。毎日薬も飲んでいるし、統合失調症という病気はストレスで再発しやすいともいわれました。また、昔のように自分が自分でなくなるのが怖いんです」

と正直に打ち明けた。気が付くとサトウ教授の前でカズヒコは泣いていた。

「大丈夫だ。君は一人じゃない。ご両親もクロダ先生も、そして微力ながら私もいる。先々の不安を感じるのは当たり前だ。しかし、今は修士論文を仕上げることに無理のない範囲で集中しよう。それが君のリハビリテーションにもなるんじゃないかな。これは、クロダ先生が私に言っ

たことの受け売りだがね」

と教授は優しく笑った。

それに応えるようにカズヒコも微笑みうなずいた。

自分を信じられない男

［強迫症］

寺尾　岳

信太郎は自分を信じることができなかった。自分のやることすべてにこれでいいのかと不信感を抱いていた。と言っても、思春期の悩みではない。既に信太郎は三〇歳であった。

どんな不信感かというと、外出するときに、たばこの火を消したかどうか気になって、何度も家に戻って確認した。普通の人は、火のついたたばこを、灰皿に押し当てて火を消して終わりだが、信太郎は違った。さらに、その上から水をかけて、さらに指でつまんで冷たくなっているのを確認しないと気が済まなかった。つまり、視覚的に火が消えているだけでは納得せず、触覚的に火が消えていることを自らに強いてしまうのだ。社員旅行で他県に行ったときも、旅行から戻った後で、ひょっとすると自分の吸い殻から火が燃え移って旅館が火事になったのではないかと心配になり、旅館に電話した。大丈夫と言われても安心できず、その日のうちに車を数時間飛ばして、その旅館に行って、無事であることを確認するという有様であった。

車を運転しているときも何か振動がすると、人を轢いたのではないかと気になってわざわざ車を止めて確認したい衝動に襲われた。というか、実際に車を路肩に止めて後方へ確認しに行ったとき、あわてて止まった後の車の運転手から文句を言われたこともある。また、左折するときには人を巻き込むのではないかと気になる。気になって仕方のないときには、右折だけで会社に行こうとする。右折だけで会社に行くとなると、途方もない遠回りになって、遅刻することは当たり前であった。こんな具合なので、明らかに普通の人の確認とは異なる病的なものだという認識が本人にはあった。家の近くの精神科クリニックに随分長いこと、通っていたが、そこの医師はずっと同じ薬を何年も同じ量で処方していた。「信太郎さん、いつもの薬を同じだけ三ヶ月分出しておくから」と言われて、いつも信太郎は絶望していたが、「先生、ちっとも良くなっていないのに、同じ薬ではだめじゃないですか！」とは、とても言えなかった。ただ、小さな声で「ありがとうございます」と言って診察室を去るのが常であった。

そんな信太郎に彼女ができた。同じ職場の秀子であった。秀子は信太郎より三歳年上で、離婚歴があったが、子どもはいなかった。秀子は信太郎の上司にあたり、仕事上でもあれこれ指導してきたが、信太郎が右折のみで会社に来ようとするときに、遅刻しそうになって会社に電話をかけてくるのを受けるのが秀子だった。秀子は真剣に信太郎のことを心配し、他の病院にかかったほうが良いと助言した。信太郎がきちんと食事をとっていないことも心配し、秀子は信太郎のために甲斐甲斐しく弁当を作って来るようになった。会社は工務店で二人の他は現場で作業していたので、職場には二人しかおらず、一緒に秀子の作った弁当を食べるようになってから、二人の間柄は急速に近づき、いつの間にか男女の関係となった。

気の置けない関係になると、信太郎は秀子にしょっちゅう確認させるようになった。自分がたばこの火消しをしたときに「火がきちんと消えているよね」とか車を運転中に振動がしたときに「人を轢かなかったよね」とか、秀子はここまで信太郎の症状がひどいとは思わなかった。このように自分が巻き込まれていくことに疲弊と不安をおぼえていた。明日になったら必ず大学病院へ信太郎を連れて行こうと秀子は考えた。

その翌日のことであった。信太郎と秀子は大学病院に来ていた。

総合受付で「紹介状はないですか」と問われて、「ない」と答えると

「当院は特定機能病院ですので、かかりつけの医師からの紹介状がなければ五四〇〇円ほど選定療養費というのが加算されますが、よろしいですか?」

と聞かれた。信太郎は飲み込みが早く、

「そうですね。医療機関の機能分化を徹底するためには、紹介状なしの患者を大学病院が無制

限に受け入れていたらだめですよね。何でも受け入れると、大学病院本来の高度医療・専門医療がやりにくくなるので、そのような加算をして紹介状なしの患者に歯止めをかける必要がありますね。よくわかりました」

と即座に答えたので、受付の人は安堵して次の手順を教えてくれた。総合受付から精神科の外来へ行く途中で秀子は

「なんか、納得がいかない。なんで、五四〇〇円も余計に払わないといけないの？」

と信太郎に食い下がった。信太郎は、

「じゃあ、大学病院にインフルエンザの患者が大量に押し寄せたらどうなる？　インフルエンザは、本来、かかりつけ医が診るべきで、かかりつけ医の仕事が減ってしまうよ。それから、大学病院に軽い病気から重い病気まですべてを任せて良いわけがないよね。どんな病気でもまずはかかりつけ医が診て、自分の手に負えないレベルの病気を大学病院に紹介するのが機能分化で、それを徹底するには、かかりつけ医からの紹介状があれば加算なしで、なければ加算ありとするのだよ」

と答えた。秀子はいつも不安げな信太郎がなぜこんなに多弁になっているのか理解できなかった。そうこうしているうちに、精神科外来に到着したので受付をすませて待合室で待っていると、

しばらくしてピンポンという音とともに電光掲示板の番号が強調されて順番を知らせてくれた。診察室に入ると若い医師がいて、

「まず私たちにお話を聞かせてください。その後で、上の先生が診察をします」

と説明した。それからその若い医師に、本日受診した理由つまり困っている症状、その症状がいつ頃から出てどのように発展して今日に至っているのか、小児期、学童期、思春期、成人して現在に至るまでの発育や生活史を詳細に聞かれた。家族構成や、家族に精神科の病気がないかどうか、遺伝的なものも聞かれた。さすが大学病院と信太郎も秀子も感心したが、ひどく疲れた。精神科クリニックへ長いこと通院したが、ちっとも良くならなかったことも話した。

ひとしきり聞き終えると、若い医師は

「どうもお疲れさまでした。しばらく待合室でお待ちください。上の先生が来てから診察があります」

と伝えた。

それから一時間後、信太郎と秀子は井上教授の診察室にいた。井上教授は先ほど若い医師が聴取した内容を見ながら

「私が井上です。信太郎さんと奥さんですね。今までの経過や症状から診断は強迫症で間違いないと思います。症状として困るのは、たばこの火が消えていないのではないかと気になって火消しの確認を何度も繰り返すことと、運転中に人を轢いたり巻き込んだりしたのではないかと気になって車を降りて確認する、もしくはそれを避けるために遠回りするということですね。これ以外に何か問題になる行動がありますか？」

と聞いた。信太郎は

「実は、ガスコンロの火が消えているかも気になるのです。時々、自分で料理を作ることがあるのですが、ガスコンロの元栓まで閉めているのに、まだ火がどこかで燃えている気がして、五徳や火がつくところを手で触ったりします。家内がいないときに料理を作ると、食べ終わってガスコンロを確認して、外出するときにはその前に確認して、いったん家を出てからもひょっとして火が消えていないのではないかと思って家に戻って確認します」

と答えた。井上教授は

「それは大変ですね。たばこだけではなくガスコンロにまで火消しの確認が発展していますね。自分の行為に関して、自分を信じることができないというか、自分のやることなすこと、すべてにこれでいいのかと疑問だらけの毎日ですね」

と返した。その言葉に信太郎は我が意を得たり、とばかりに喜んで、井上教授と間髪を入れず以下のやりとりをした。

「その通りです。先生は私のことをよくわかってくださいますね。ありがとうございます」

「それで、今までの治療は抗うつ薬がたった一錠ですか?」

「そうなんです。これが何年も続いてちっとも良くなりませんでした」

「それは大変でしたね。一般的に、この抗うつ薬だとうつ病に効くのに六錠は必要です。強迫症はうつ病の二倍くらい抗うつ薬を出さないと効かないことがあります」

「そうすると一二錠ですか?」

「そうなります。でも、いきなり一二錠ではなく、今の一錠から少しずつ増やして、症状がだんだん改善してはっきり効果が出てくればその量でしばらく維持することになります。それから、お薬だけではなく、いわゆる認知行動療法のひとつですが、曝露(ばくろ)・反応妨害法といって、気になりそうなことをあえてさせて確認などを我慢させる治療もあります。あえて火を使わせて消して、その後、確認させないのです。確認しないと不安感やイライラがどんどん増して気が狂いそうになりますが、それを必死に我慢していると、時間経過に伴って徐々に不安感やイライラが減ってきます。時間さえ経てば、確認しなくても大丈夫という実感を経験するのです。この我慢する訓練を続けると、確認しないときの不安感やイライラのピークがだんだん下がってきて、最終的には確認しなくとも不安感やイライラが生じなくなります」

「つまり治癒したということですか？」

「そうですね。この曝露・反応妨害法だけだとかなりきついので、まずは抗うつ薬をしっかり使いましょう。それによって確認したいという気持ちが減った段階で、この治療を併用すると比較的楽に我慢できるようになると思いますよ」

横で、井上教授と信太郎の会話を聞いていた秀子は、ようやく強迫症の治療が始まったことを実感していた。

その日から毎週、信太郎と秀子は井上教授の診察室に通院した。一錠ずつ薬が増えて、八錠になったとき、信太郎は確認したいという気持ちが明らかに減ってきたことを感じた。そのことを信太郎は嬉しそうに、井上教授に報告した。

「そうですか。それは良かったです。今の段階で、曝露・反応妨害法すなわち我慢する訓練を始めても良いですし、もう少し薬を増やしてさらに良くなってから始めても良いです。どうしますか?」

と井上教授は信太郎に尋ねた。

「先生、正直なところ、自信がないです。今のところ、何の副作用もないのでもっと増やしてください」

と信太郎は答えた。

それからまた徐々に薬が増えて、さらに強迫症状の改善を信太郎は実感した。一二錠に達してしばらくして、井上教授が信太郎に聞いた。

「強迫症状が一番悪かったときを100とすると、今はどれくらいですか?」

「うーん、だいたい60くらいですかね」

「つまり四割は薬で症状が良くなったが、あと六割は残っていると」

「そんな感じです」

「それでは残りの症状に対して、曝露・反応妨害法をチャレンジしてみましょうか」

「そうしましょう」

と薬物療法に加える形で曝露・反応妨害法を開始することにした。

外来患者に曝露・反応妨害法を行うのは難しいことが知られている。入院患者であれば、医師や看護師が横についていて確認しないことを我慢させることができるが、外来患者が一人で訓練すると、確認しないでいることを我慢できないので、つい確認してしまうのだ。そこで家族の協力が必要となる。また、どの強迫症状を治療の標的にするかも吟味が必要である。最近の禁煙の風潮で、たばこをやめて欲しい秀子の力が勝って、信太郎は家ではたばこを吸えなくなった。職場も敷地内全面禁煙なので、自分の車の中でこっそり吸っている。もはや、たばこの火消しは治療の標的になりにくいと考えられた。

そのようなことを信太郎、秀子、井上教授の三人で話し合って、とりあえず、休みの日に秀子のいるときに信太郎に料理を作ってもらって、ガスコンロの火消しの確認をしない訓練をすることにした。

その週の日曜日、信太郎は朝からご飯を炊いて味噌汁を作った。塩鮭を焼いて、卵焼きも作った。

「典型的な和朝食ね」

と秀子は目を細め、二人でおいしく食べた。その後も、信太郎は食器洗いなどして問題はなかった。ところが、二人で買い物に行こうということになり、玄関を出ようとしたときに信太郎は「ちょっと」と言って靴を脱いで戻ろうとした。

「駄目よ！」

と秀子は信太郎の手をつかんだ。

「確認しに行くんでしょう。それは駄目！」

「少しだけ、お願い」

と言ってさらに引き返そうとする信太郎に向かって、秀子は

「あなたは治療する気があるの？」

と尋ねた。

「いや、あるよ」

「あるなら、我慢しなさい」

と秀子は信太郎に強く言い放った。

しぶしぶ信太郎は靴をはいて玄関を出た。鍵を閉めて車に乗り込んだが、終始、信太郎は浮かぬ様子であった。車を運転したのは信太郎で、スーパーに行く途中でも

「ガスコンロの火は大丈夫かな？」

と秀子に保証を求めてきた。井上教授からけっして保証しないように指示を受けていた秀子は、無言で無視した。「なにか言ってよ」と言いながら、信太郎は左折した。

「あ、今、左折したけど、誰も巻き込んでいないよね」

とこれもまた、秀子に保証を求めた。やはり、秀子は無言で無視した。スーパーについたときにも信太郎は浮かぬ表情であったが、料理が好きな信太郎は食材を選ぶのも好きで、鮮魚コーナーのいろんな魚に興味を示し、

「刺身にしたものを買うより、柵のほうが経済的だよね」

「そういう人が多いけど、実は刺身のほうがお得だっていう記事もあったわ」

「でも、柵のほうが食べる直前に切るのでおいしいよね」

「そうかなあ」

などと秀子と話していると、

「そういえば、ガスコンロも巻き込みも気にならなくなったよ。少し嫌な感じは残っているけど」

と信太郎は言った。

「そうでしょ、確認しないことが治療なのよ。あなたが私に保証を求めても無視したのは治療のためよ」

と秀子は答えた。

それから二週間このようなことを続けていると、徐々にガスコンロの火消しの確認も、運転中の確認も、いずれもしなくともあまり気にならなくなってきた。そのことを井上教授に報告すると、

「それは素晴らしい。奥さんのおかげでしっかり曝露・反応妨害法が徹底できていますね。しかも、火消しの確認のことだけを指示したのに運転中の確認も同じように訓練できている。立派なことです」

とほめてくれた。秀子も信太郎もほめられて嬉しくなった。

「それで、一番ひどいときを100とすると今はどれくらいですか?」

「40くらいです。薬だけのときよりもさらに20くらい症状が良くなりました。先生の処に来る

前と比較すると60も良くなって随分楽になりました。ありがとうございます」

と信太郎は感謝の言葉を述べた。

「いやいや、あなた方の努力の賜(たまもの)ですよ。もっと良くなるかもしれないので、しばらく薬は減らさずにおきましょう。訓練も続けてくださいね」

と井上教授は説明した。

井上教授の予測通り、さらに強迫症状は改善し、井上教授の処に来てから一年後には「一番ひどいときを100とすると20」くらいまで強迫症状は改善した。そのときまで信太郎は秀子と一緒に訓練を続けていたが、秀子が妊娠して悪阻も始まったために、一人で確認を我慢する訓練を続けた。信太郎は井上教授に

「今は我慢という感じではないです。確認しない習慣を確認している感じです。本当に楽ですね」

と話した。井上教授は、

「そろそろ抗うつ薬を減らしましょう。一錠ずつ時間をかけて減らしましょう。もしも強迫症状がぶり返すことがあれば、その直前の量に戻しましょう」

と説明し、一ヶ月に一錠ずつ減らしていった。

一二錠から四錠くらいまで減った頃に信太郎夫婦に赤ちゃんが生まれた。井上教授にそのことを報告しながら信太郎は、

「赤ちゃんが夜中に何度も起きるので私も眠れません。疲労が続いていますので、しばらく四錠のままで維持してもらったほうが、強迫症状の予防になって良さそうに思います」

と話した。

「おめでとうございました。それでは四錠のまま続けることにしましょう。ところで、強迫症状は最近どうなの？」

と問う井上教授に

「もはや確認どころではありません。日々、私も育児に追われています。おむつを替えたりミルクをやったりお風呂に入れたり超多忙です」

と笑顔で信太郎は報告した。井上教授は、

「それは育児が大変ですね。これからは、良きパパとして頑張ってくださいね」

と励ました。そこには、自分を信じられない男の姿はなかった。

加害恐怖に追いつめられた男

［強迫症］

松永寿人

一郎さんは初診時、奥さんや息子さんと一緒に来院された。

年齢は六八歳、長年鉄工所を自ら経営し、最近では息子さんと一緒に働いていたという。重苦しい雰囲気の中、なかなか口を開かない一郎さんに代わり奥さんが語り始めた。

「先生、この人もう生活していけません。助けてあげてください」

どのような状態かをもう少し詳しく聴くと、

「寝ても覚めても怖い怖いです。食事してても今箸で私を刺さなかったか、殺虫剤とか怖いものを食事にふりかけなかったか、何度も私や子どもに尋ねてきます。特に殺虫剤が怖いみたいで、家の中も這っています」

さすがに這って生活するというのは理解が難しいので、この理由を聞くと

「立って歩くと殺虫剤や漂白剤が目に留まり、途端に食品とかに撒いてしまうことが怖くなるのです。とにかく怖いものばかり目について、目を開けて歩くことも嫌なのです。本当に毎日苦しくて苦しくて、生きてることも苦痛です」

と初めて一郎さん自身が涙ながらに話してくれた。

このような「人に危害を与える心配」は、職場に向かう際など家の外でも見られた。

まず外出する前には、殺虫剤などを誤って持ち出していないかを何度も確認し、特に小さい子どもがいる家の前を通るときには、そこに子どもがいないか、いなかったかを何度も行き来して確認していた。道を歩いていて、子どもや病弱な人とすれ違えば立ち止まり、何も起こさなかったかを納得するまで見てしまう。そして家に帰ってもそれが本当に大丈夫だったか不安になれば、夜中でもわざわざ現場に戻り、何事もなかったことを確認しないと済まない状態だという。同様に車に乗っていても、車が揺れるなどの些細な衝撃にも不安が高まり、「今誰かを轢いたんではないか。車を止めてくれ」と急に興奮したり、ガレージに車を入れる際にも、何度も車の下を覗き込み、誰も轢いていないことを約一時間かけて確認したりしていた。これについて、家族が大丈夫と繰り返し保証しても納得できず、とうとう警察にまで「〇〇の交差点で人が轢かれる事故はなかったですか?」と何度も電話をかけて確認するほどの状態であった。このため、不審に感じた警察官が、家に事情聴取に来たこともあったという。

外出するたびこのような不安が生じるため、職場に行くことも、今まで三〇分かからなかったのが、日によっては辿り着くのに三時間を要しクタクタになってしまい、仕事も息子に任せ段々家にこもるようになった。しかし先に述べたように、家にこもることが安全と安心を高めてくれるどころか、さらに些細なことにまで不安が生じるようになっていった。例えば、実際はずっと家にいたのに、「もしかしたら、(小さい子どもがいる三軒隣の家に)スプレーを自分が撒きに行ったんじゃないか」と、自分の判断にも、行動にも、さらに記憶にまで自信が持てなくなっていった。

当初は奥さんの「あんたはずっと私のそばにいたから大丈夫。何もしていない」の言葉で安心できていたが、次第に本当に何事も起こっていないことを、その隣家まで自ら一日三〇回ほど確認に行くようになったため、近所から不審者と見られたり、警察に通報されたりした。見かねた奥さんが、一郎さんの代わりに確認に行くようになったが、これを次第に奥さんに一〇分おきにお願いするようになり、夫婦げんかが絶えなくなってしまった。

このように一郎さんは、生活のすべてが奥さんの保証や援助がなければできなくなってしまい、「情けないやら申し訳ないやら」と思い煩って、どんどん自信を失い、生きることも申し訳なく感じるなど、どんどん抑うつ的となってしまった。次第に明らかに食欲も睡眠も減少し、ただ目をつぶって横になることしかできなくなっていた。同様に奥さんは、一郎さんを心から不憫に思い、何とか楽にしてあげたいが、自分が手伝えば手伝うほどに、一郎さんの状態が悪くなっているように感じ、「どうしていいかわからない」と悩んでいた。特に一郎さんの「大丈夫か？」の質問に、答えるべきか否か、「あれして、これして」をしてあげるべきか否か、「自分が言われたようにするから、かえって一郎さんは何もできなくなっているのではないか」と自責的にもなっていた。一郎さんの要求に振り回される一方で、自分がいないと何もできず、近所にも迷惑をかけてしまう一郎さんを放っておくこともできず、疲労困憊すると共に、家事など普段の生活も難しくなっていった。

また息子さんは、このような両親の困り果て、疲れ果てた状態をどうすることもできず、藁をもすがるような気持ちで、強迫症の専門家を探しだし、本日の受診に至ったという訳である。

さてこのような話を聞きながら、担当医である私は病状の重さや生じている事態の深刻さを感じると共に、何とかこのご夫婦を強迫地獄から助けたいという気持ちを強く抱いた。まずは一郎さん自身も奥さんも不眠や食欲低下を来し、抑うつ気分や自責感などを呈していることから、体調が大丈夫か、自殺などの危険はないか、などが気になった。さらにこの年代での強迫症の出現には、脳機能の衰えや、何らかの身体的疾患が関わる場合があるため、そのような原因検索も重要だと思った。その点、受診前に内科や脳神経外科で精密検査を行っており、脳萎縮や梗塞などを含め、問題ないことが確認されており、その点は安心できた。

一方、話を聞く中で、一郎さんの症状は確かに広範であり重症化しているように見えるが、症状の内容は概ね「他害や人に迷惑をかける心配」に集約されていた。たいていの場合、強迫症の人には、それぞれが陥っている不安のストーリーがある。中にはこのようなストーリーを複数持つ場合（汚染のストーリー、不吉なストーリーなど）もあるが、一郎さんのストーリーは、「自分が行動すれば、不注意で誰かに危害や迷惑をかけてしまう」というものでほぼ統一されており、深みはあるが複雑さはないと感じた。

先にも述べたが、強迫症は考えるほど不安になり、不安になるほどそれを緩和する行動に駆り立てられ、そして行動するほど、また考えて新たな不安を作ってしまう。この悪循環が強迫症の深み、すなわちとらわれの強さや障害度に関係するのだが、さらに一郎さんの症状を悪化させている要因として、「疑い深さ」や「自信の欠如」がある。例えば、一郎さんがいう「三軒隣りの子どものいる家に行き、殺虫剤を撒くこと」などは、普通の感覚でいえば絶対あり得ないし、「自分の意思に反してそんなことをする訳がない」という自信、また記憶によって、笑い飛ばせるであろう。しかし一郎さんはそうならずに頭に引っかかり、不安になり、自分で見に行ったり、奥さんに行かせたりの行動に出てしまっていた。これはもちろん一郎さんの元来の性格ではない。もし、もともとの性格であれば、一郎さんは仕事などの社会生活はとうに送れていないであろう。

実はこの出現に、二つの条件が関わっていると私は考えた。一つ目は「繰り返し行為は、より確実な安心を得たいがために行われるが、実は繰り返すほどに、自分の感覚や記憶に安心や自信が持てなくなる」ということ、二つ目は、「強迫との付き合いで脳が休まらず疲弊するほど、不安なことが目についてしまい、自ら納得することも困難となって、より繰り返しになってしまう」ということである。すなわち、脳を休めることができれば、この安心や自信は持ちやすくなるであろうし、行動を止めていければ、一時的には不安になっても、結局はより安全の確信が持ちやすくなるということになる。この「行動」には、奥さんへの巻き込みも含まれ、残念ながら、奥さんが一郎さんの要求に応えるほど、実は一郎さんの持つ「自分の感覚の自信のなさ」を強化してしまい、一郎さんの疑いや不安を助長する結果になってしまっていたのである。

このように考えれば、一郎さんの治療に関するストーリーは、決して難しいものではない。もちろん、簡単ではないし、自殺リスクや身体的危険性などには十分な注意が必要であるが、まずは薬物を上手く使い脳を休めること、それから「逃げない、繰り返さない、巻き込まない」といった行動の変化を、認知行動療法を用いて進めていけば良いと感じた。

このような診立てをふまえ、私はまず一郎さんやご家族の今までの心労や苦痛、そして今日苦労しながらも診察に来られたことを労い、強迫症という病気の説明を行った。

特に「この病気は、不安だから安心を得たいがための行動を繰り返してしまうものであるが、実は繰り返すほどにまた不安が起きてしまい、このような負のスパイラルの中で、どんどん自分ではどうしようもなくなって追い詰められていくもの」であるという点を強調した。そしてこれに勝てないことは一郎さんの弱さではないこと、まずは必要最小限の薬を用いて休養し、勝てるパワーを充電する必要があること、そして充電できれば、「逃げない・繰り返さない、巻き込まない」を徹底して頑張り、これによって治る可能性は十分あること、などを順次説明した。

「先生、こんなひどい状態の主人が本当に元に戻るのですか？」

という奥さんに対し、

「大丈夫ですよ。まずはご主人がしっかり治る意思を持つこと、そして治療は私とご主人、ご家族の共同作業となりますが、休みどころ、頑張りどころ、そして頑張り方、応援の仕方を相談しながら、着実に進めていければ、きっと良くなります」

と保証した。

加えて、強迫症と闘う力を回復し蓄えるには、薬物によって質の良い休養を取ることの重要性を説明し、しっかり服薬を継続するように念押しした。それに対し一郎さんは

「先生、ありがとうございます。こんな苦しい状態から抜け出せるなら、薬も含め先生の言うことを聞いて、自分なりにしっかり頑張ります」

と涙ながらにおっしゃった。そこで私は、

「では一郎さん、最初は薬を使って脳を休めましょう。強迫症の人の脳は、止めようとしても、自分の意思だけでは止められません。考えを無視しようとすることが、逆に意識しとらわれることとなり、どんどん不安が高まります。いくら身体を休めても、脳が休まらなければ戦う力は蓄

えられません。ですので当初は、薬の力で眠くすることで、湧き上がる頭の思考（ストーリー）を停止し、昼も夜もゆっくり過ごしていただきます。眠いときにはできるだけ横になって休んでください。この間は、無理して行動する必要はありません。とにかく、質のいい休憩を心がけましょう」

と説明し、気をつけるべき副作用と共に投薬内容を解説し、効果や副作用の確認のため、一週後の診察を約束した。

一週間後、一郎さんは奥さんと来院した。一郎さんは

「先生、薬のおかげでゆっくり休めました。夜もよく眠れるのですが、昼寝もしっかりしています。トイレなんかで目が覚めても、またすぐに休めています。不安なことはいろいろと起こりますが、憂鬱さはマシですし、考えることが面倒で前みたいに深くは考えず流せています」

とおっしゃった。

「それは良かったですね。今まで相当お疲れが溜まっていましたし、その解消が徐々に進んでいるようで良い感じです。気になる体調の変化は、眠気以外、例えば吐き気やふらつきなどな

かったですか？」

と尋ね、副作用も確認した。すると奥さんが

「先生、寝てばっかりですが、体力の衰えは大丈夫ですか？」

と心配そうに質問された。私は

「ご家族がそう心配されるのは良くありますが、大丈夫ですよ。今は休憩の質が重要ですので、そのための薬を使っていますが、これはいずれ減量し中止します。身体のリハビリはそれからでも十分に間に合いますし、体力も回復できますよ」

と保証した。効果や安全性も問題ないと判断し、徐々に薬を増量しながら、当面毎週の診察の中で、休養の質や状態の変化を見ていくこととした。

治療開始一ヶ月後の診察では、一郎さんから

「最近は少しずつ動いています。先生から逃げてばっかりだから怖さがついて回ると聞いたので、家の中では立って歩くようにしました。殺虫剤が目に付くとフッと怖くもなりますが、前みたいに途端にパニックにはなっていません。先生が『確認は二回まで、できるだけ奥さんを巻き

込まず、保証は一回まで』と言ったので、それを守るよう努力しています。前みたいにピリピリやドキドキすることは、本当に減りました」

と報告があった。奥さんに確認したところ、

「おかげさまで私も楽になりました。一緒に休んでいます。でも時々三軒隣りを見に行ってくれと言われるんですよ。先生に言われたように一回だけは付き合っていますが、それ以上はしません」

と笑顔で答えられた。そのような前向きさ、不安に直面したときの反応の程度、行動を制御できる冷静さ、家族による支援の適切さなどが確認できたため、

「一郎さん、今の考えや頑張り方は素晴らしいです。その調子で行きましょう。薬が減ると行動しやすくなりますが、今はまだ無理な挑戦はせず、日常生活でできそうな点だけ頑張ってください。くれぐれも疲れたら休むを繰り返してくださいね」

と指示した。

次の診察では、奥さんと一緒に整形外科を受診した話をされた。

「やはり不安でしたわ。ほんと止めようかと何度も悩みました。家内に車で送ってもらいましたが、何度か『今大丈夫やったか』って訊いてしまいました。でも家内は戻ってくれませんし、『大丈夫』も一回しか言ってくれないんで諦めましたわ。待合も心配でしたが、意外に耐えられました」

とのことであった。私は

「良く頑張りましたね。ちょっと刺激のレベルは強かったでしょうし、きっと帰られたらクタクタだったでしょう。休めましたか？」

と尋ねた。すると一郎さんは

「確かにクタクタでしたが、良く休めました。以前ならあれこれ思い出し、不安でいても立ってもいられないところですが……こんな感じで良いんでしょうか？」

とおっしゃった。私は、それが良い兆候であること、短時間でも気が向けば外出も良いことを伝え、でも「疲れたら休む」は徹底するように、そして確認の二回ルールを再度念押しした。奥さんや息子さんからも、最近は表情が良くなってきて、オドオドした点が減ってきたことが報告された。

通常であれば、薬物療法の効果を見て、徐々に行動修正を図る認知行動療法に導入することが一般的であるが、一郎さんの場合、私の当初の予想以上に、薬物が奏効し、また積極性が高かった。このため、確認の二回以内の徹底、巻き込みの制御などの行動療法の課題を、早期に与えることが可能であった。それを一郎さんに伝えたところ、

「それは嬉しいです。私は先生の言うことを守れば治ると思ってますし、この調子で頑張って行きます」

と力強く応えてくれた。

その後一郎さんは、散歩や買い物などの外出練習を、最初は奥さん同伴で、三ヶ月ぐらいして以降は一人で継続した。その都度、フッと不安になっても、戻ったりせず、確認の二回ルールを守り続けた。

治療開始半年目くらいからは、抗うつ薬を徐々に減らしていった。家の中でもほぼ普通に生活し、殺虫剤を見ても、私が診察時に伝えた「行動は思考を超えない」、すなわち自分がしようと思わない限り、行動には移さない、というフレーズを思い出し、自分は殺虫剤を撒いていないと

いう確信を安定的に持てるようになっていった。

とにかく強迫症は、安全を求め内向きになれば悪くなるので、外向きの行動を続けるように指導したところ、会社にも復帰し、友人との会合や趣味のカラオケ教室にも参加するようになった。しかし強迫症は、自分が意識していなくても習慣化し生き残ることも少なくなく、家族から見れば、奇妙な儀式や繰り返し行動が変わらず目に付く場合もある。このため、家族の印象や気になる点を確認することが重要となるので、診察に家族が付き添ってくれることはありがたい。

最近の状態を奥さんにも確認したが、

「先生のおかげで見違えるようによくなりました。生活も普通になり、私も楽になって本当に感謝しています。とはいえ、まだちょこちょこ変なことはしていますわ。例えば、友人との会合で疲れて帰ってくると、三軒隣り大丈夫かなって私に『一回見に行って』とか言いますねん。無視してたら諦めるようですけど……こんな感じでよろしいですか？」

ということであった。私はこれが強迫症の回復期に良くあること、今まで怖かったものが怖くなくなるというより、その怖さが調子の中で消長すること、だから一郎さんのように疲れた時にフッと気になるのは仕方がないけれど、大事なのは「逃げない・繰り返さない・巻き込まない」

という行動の形を崩さないようにすることで、それが崩されない限り以前のような悪化はないこと、そういう点で奥さんが無視されたのは正しいことなどを説明した。

一郎さん自身も奥さんも、徐々にできることが増していくのがとてもうれしいようで、毎回いろんなことに挑戦し報告してくれた。

「先生、この前一人で買い物に行けました」「薬も減ったんで、家内を横に乗せて短い距離を運転してみましたが、少々揺れても大丈夫でした」「家族みんなで一泊旅行に行けました。最初は不安でしたが、こんなこともできるようになったんやって息子も喜んでくれました」

私自身も、そのような報告が楽しみで、その都度、「凄いですね」「良く挑戦できましたね」と努力を労い、「次の挑戦も楽しみにしていますね」と変化を肯定しさらに促していった。またそのような挑戦の中で、不安の起こりはどうか、それにどう対応したか、一郎さん自身や奥さんはどう捉え、切り替えは上手くいったか、睡眠などのコンデイションは問題ないか、などを確認し続けた。それらの総合的判断によってさらに薬物を減量し、いよいよ最後の一錠までになったが、一郎さんは問題なく過ごせていた。

ある日一郎さんは、写真を持って受診された。

ちょうど最初にお会いしてから一年半ほど経った頃である。それには先週開催された市のカラオケ大会で熱唱している着物姿の一郎さんが写っていた。

「先生、優勝はできませんでしたが、多くの知り合いが応援に来てくれて、『元気になったね』って言ってくれましたわ」

と嬉しそうにお話しされた。奥さんも

「私もびっくりするくらい上手に歌えていましたわ。もう少し、振り付けが上手やったら優勝できたんちゃうかって思ってます」

とニコニコしながら語られた。そして、

「ほんと二年前には、こんな日が来るとは夢にも思っていませんでした。毎日主人が不安に苦しみ、家中を這っている姿を見て、あまりに情けなく泣いてばかりで、このまま年を取り死んでいくんかと諦めてました。最近は、こんな楽しいことばかりで、ほんと嘘みたいに夫婦で良く笑っています。そして二言目には、先生のおかげや、先生を信じて頑張って良かったって言ってますねん」

と言ってくれた。私は
「本当に夫婦の力で乗り越えられたと思います。まさに一郎さんと奥さんの太い絆と二人の頑張りがあったからこそ、ここまで辿り着けたのですよ」
と伝えた。

一郎さんご夫婦は、最近は一〜二ヶ月に一回、お顔を見せに来てくれる。今でも毎回、どんなことができたかを楽しそうに話してくれている。そんな一郎さんが、

「先生、私と同じ病気に苦しんでいる人って多いんでしょ。私の体験が役に立てばと思い、手記を書いてきました。どうか皆さんにお伝えください」

とおっしゃり、私にメモを手渡した。そこには、

「(前略)先生を信じ、先生から必ず確認は二回だけと教えていただき、それが心にしみこみ言い聞かせ続けて現在に至っております。それと逃げないで行動することの重要さ、仕事はずっと続けています。強迫神経症は行動しなければ治らないと思わ

れます。今現在ほぼ90％普通の生活に戻れるようになりました。ありがたいことだと思っております。病気のときは、空を見上げる余裕もなく、いつも心が曇っておりました。今では朝起きて、庭から青空を見上げて、今日は良い天気だと思われるように戻ってきました。本当に普通の心、平常心に戻れたことを感謝しております」

と書かれていた。

これを読み、私を信じ一生懸命ついてきてくれた一郎さんご夫婦に深い感謝を感じると共に、この病気は年齢に関わらず、治す気持ちと闘う意思、そして患者を愛し支え、一緒に頑張ってくれる家族がいれば、誰にでも治るチャンスがあることを学ばせていただいた。

ご夫婦がいつまでも健康で、仲良く楽しく暮らしていかれることを祈りながら、また毎回の笑顔を楽しみにしながら、今も応援を続けている。

《否認》の病に溺れて

［アルコール関連］

井上幸紀

なんとなく頬が冷たく、あれっと思って目を開けると、自宅マンションの廊下で寝ていた。ひんやりとしたのは廊下の冷たさで、大輔はスーツ姿ではあるが、その上から毛布がかけられていた。

（家……だよな？）

大輔は頭の中で確認をした。起き上がり玄関に座り込んでいると、奥のリビングから妻の美咲がパタパタとスリッパの音を響かせながら近づいてきて、

「もう！　なにをやっているのよ！　昨日は午前様だし、帰ってきたと思ったら玄関で寝ちゃうし。布団まで運ぼうと思ったけど、余計なことするな！って怒鳴ったでしょ。覚えている？」

と感情的に話しかけてきた。

（そうか、昨日は上司や取引先と食事をしたなあ。二次会まで行って、取引先をタクシーに乗せて、……それからどうしたっけ。でもまあ家に帰れたからよしとしよう）

大輔は自分の中では納得をし、

「こんなこと初めてだろ。仕事だったんだよ！　しかたないだろ！　で、今何時？」

と自分を正当化する言葉を吐きながら時間を確認した。

「土曜の八時。まあ今日はお休みだけど、休みの日ぐらいは洋輔と遊んでやってね！」

とやはり怒った口調で美咲は答えを返し、そのままリビングに戻って行った。

〈最近記憶がないことがよくあるんだよな。昔はお酒なんて飲めなかったのに、大学時代に友達と飲むようになって……そう、クラブの仲間はお酒が強くていつも割り勘負けしていたから、負けてたまるかって思って飲んでいたら、今は誰と飲んでも最後まで付き合えるようになったし……でも付き合いができるようになってこれは良かったかな。でも最近は飲みすぎかな、覚えてないことも多いし。まあ家に無事に帰れたし、よしとしよう。美咲や息子の洋輔にも謝って、信頼を取り戻さなくっちゃ〉

あれこれ頭で考え、顔を洗い、服を着替え、用意してあった朝食を食べ、洋輔とキャッチボールをし……また普段の日々に戻って行った。

それから時が過ぎた。

「もう何やっているのよ！　覚えてる？　昨日もぐでんぐでんに酔って、同僚の人が家の前までタクシーで連れ帰ってくれたのよ。最近こんなのばっかり！　朝もお酒の匂いがしているし、それで会社も行っちゃうし、会社で何も言われないの？」

ボーッとしながら美咲の言葉を聞き、（最近文句ばかり言われる、だから家は嫌なんだよ。だから酒を飲むっていうの、わからないもんかね）と大輔は頭の中で考えていた。

仕事を頑張り地位が上がりストレスも増えたものの、取引先とお酒を飲んでいる間は嫌なことを忘れ、本来の自分に戻っているような気分になっていた。最近は取引先との会合をわざと夕方にし、早くから飲むことも増えていた。また、外回りで喉が乾くと、コンビニでお茶を買うぐらいならお酒のほうが安い、歩いたらすぐに酔いは冷める、誰にも迷惑はかけない、と考えるようになっていた。お酒はカロリーが高い、ということを聞いたこともあり、最近は食事を取らなくてもお酒で十分なカロリーが得られるとも考えるようになっていた。たまに家で食事を取るときも、「家は落ち着くなあ。仕事で緊張するお酒じゃなく、家でぼ〜っと飲んでるのは最高！」と言っては美咲にお酒を用意させ、寝るまで飲むようになっていた。

美咲にしても、大輔が頑張って働いてくれているのはわかる。しかし、お酒を注意すると大声で怒鳴り、先日は持っていた雑誌を投げつけられたりもした。洋輔も小学校に入り、部屋の隅で恐怖を浮かべて夫婦のやり取りを見ているのもわかっている。洋輔は最近、大輔が飲み始めると別の部屋に行くようになった。大輔に呼ばれて話をしていても、どうやったら怒らせないで済むのかを考えているのがよくわかり、息子が不憫でならない。そうであれば、大輔に好きに飲ませて早く寝させたほうがいい、と美咲は考えるようになっていた。

大輔は突然会社の健康管理室に呼び出された。とりあえず行ってみると、先日の健康診断で肝臓の数値が上がっていたから、と言われた。またその席で保健師から、

「最近朝からお酒の匂いがしているんじゃないかと気にしています。お酒の飲み過ぎじゃないですか？　休肝日を作らないとどんどん悪くなって働けなくなりますよ！」

とやんわりだが、きつい注意を受けた。

確かに最近、身体の不調を自覚していた。疲れやすい。また、大好きだったお酒でさえ、飲むのがしんどくなり、実際飲まない日、いや、飲めない日も出てきていた。気になって内科医院を受診すると禁酒するように言われ、内服薬が処方された。

一ヶ月ほど治療を受けると肝臓の数値は落ち着き、食事も美味しくなってきた。美咲も洋輔も

飲まない状態の大輔を信頼し、家庭生活も落ち着いてきた。そのときちょうど、得意先との重要な会合が入り、主治医に確認すると、飲みすぎないようにと釘を刺されたものの、飲酒そのものは許可が得られた。久しぶりに飲むお酒は身体に染み込むようで大変美味しく、気分も向上し、得意先との会合もうまく行った。

ただそれをきっかけに、飲酒行動が元に戻ってしまった。少しずつ飲酒する回数や量は増え、気がつけば毎晩遅くまで飲酒するようになっていた。

（俺はいつでもお酒をやめられる）

理由のない自信が大輔の中で芽生え、お酒を飲む機会が増えて行った。飲み過ぎだ、などと同僚に言われても、「そういう君のほうが飲んでいるのじゃないか？」と他人を責めるようになった。また家族にも、外では飲んでいない、食事だけ、いやワイン一杯で抑えているからなどと、自分に都合よく嘘を並べ立てるようになった。美咲は、言っていることは嘘だろうと思っていても、酔っているときにそれを指摘すると怖い顔で睨まれ、「俺が信じられないのか！」と雑誌が飛んでくることもあり、お酒を買ってきてほしいと言われればそれに従い、洋輔の手前、家では穏便にやり過ごすようになっていった。

ある日のこと、飲酒をして帰宅する途中、赤信号を走って渡ろうとした瞬間、左足首からブチッという音がして激痛が襲って来た。以前友人がアキレス腱を切ったときに聞いた話と同じであり、（アキレス腱か？　やってしまった……）と大輔は思った。たまたま通りかかったタクシーを止め事情を話し、救急病院に連れて行ってもらった。救急外来の医師は診察の後、

「アキレス腱が切れています。手術したほうがいいですね。入院してもらえれば、数日以内には手術の準備が整うので、できるだけ早く手術しましょう」

と説明した。心配して駆けつけた美咲もそれを勧め、会社にも連絡し、入院して治療を受けることになった。

翌日には手術が終わり、大輔は大部屋で安静を保つように言われていた。夜になり、足を吊った状態でベッドに横になっていると、なぜか汗をかいて来た。また手も自然と震えるような気もしたが、手術を受けた後だし今はゆっくりと休もうと思って目をつぶっているうちに、なんとな

く翌日になっていた。ただなぜ病院にいるのかがわからなくなり、「帰る」と言ってみたものの、美咲から事情を説明され、なんとなく入院は必要だと思い、そのまま横になっていた。

再び病室に夜がきた。暑いわけではないのに昨日以上の汗をかき、動悸がしていることに気づいた。（何かが起こるのではないか）と急に不安になり、（誰かに襲われて殺されるのではないか！）ということが頭をよぎった。一度そう考えてしまうと、（絶対そうだ！　早く逃げなければ！）という思いが募り、大声をあげ、ベットから降りようとした。

声を聞きつけた看護師が小走りにやってきて、「どうされました！　大丈夫ですか！」と声をかけてくれたようであるが、その声は大輔には届かず、（早くここを出ていかないと！）という気持ちばかりが頭を占めていた。そのうち複数の人に無理やり押さえつけられたため、（やっぱり殺される！）と感じ、自然と両手を振り回していた。そのうち上半身を押さえ込まれ、肩にチクリとした痛みがあり、その後のことは覚えていない。いや、翌日目が覚めたときは暴れたことだけでなく、自分が今どこになぜいるのかさえも全くわからず、大輔は恐怖と混乱の中にあった。

山田医師は精神科医としてその救急病院に勤務をしていた。

様々な患者のこころのケアを担当しているが、ある朝出勤すると、整形外科病棟で手術後に興奮した患者がいるので診てほしいという依頼が舞い込んできた。

（暴れる？　どうしたんだろう？　悪性の疾患でそれを受け入れられないのであろうか？　治療が辛いのだろうか？　もともと何か心の病気を持っておられたのであろうか？……）

様々なことを考えながら病棟に行くと、患者、つまり大輔は重症患者用の個室に移動されており、点滴の中に鎮静剤を入れられて大人しくしていた。

朝から病院に来ていた美咲から、大輔の生い立ち、家族歴、生活歴、仕事の状況、飲酒や喫煙歴など、細かく話を聞いていった。美咲からは、昔はほとんどお酒が飲めなかったのに最近は毎晩遅くまで飲んでフラフラで帰ってくること、休みの日には朝から飲酒が始まり、ビールから焼酎、日本酒まで、寝てしまうまでに何杯飲んでいるかわからないことなどが述べられた。美咲は普段から、大輔がお酒がないとなんとなく気分が悪そうで手の震えもあることに気づいていたが、お酒を飲むと本人の不安も取れ手の震えもなくなることから、仕事が大変なんだろう、好きに飲ませておいたほうが問題が生じないと考えていたことも正直に伝えた。

様々な情報を美咲から聞いた後、山田医師は、

「大輔さんはお酒の問題があり、お酒を急にやめたためにいわゆる離脱症状が出ている可能性が高いです。詳しく言うと、アルコール依存症の状態になっており、アルコールがない状態では不安感が強まるのでさらにお酒を飲んでいたのだと思います。ただ今回、怪我で入院、手術となり、急にお酒をやめたために離脱症状が出たのでしょう」

と伝えた。

言われてみると、仕事上のつきあいではなく、職場や家庭、人間関係を台無しにしてでも大輔がお酒を求め、朝から飲酒するようになり、飲酒量も増え、飲むと性格が変わったようになることなど美咲にも思い当たることは多く、それを山田医師に伝えた。アルコールとよく似た気持ちを和らげる薬が投与され、飲酒によって体内に不足しているビタミン剤などが投与された。

一週間以上かけて精神症状に対する治療が行われた結果、大輔は元気になり、アキレス腱のためのリハビリも受けた後、退院となった。山田医師は入院中に大輔をこまめに訪問し、投薬調整を行いながら雑談をして、どれくらい意識がはっきりして来たのか、お酒についてどのように考えているのかなどをさりげなく聞き出していた。大輔は、

「確かにお酒は飲んでいました。アキレス腱も切って手術もしました。皆様にご迷惑をおかけ

して申し訳ありませんでした」

としおらしく反省し、お酒についても

「会社にも家族にも迷惑をかけたし、もう当分は飲まないです」

というものの、山田医師がアルコール依存症について

「お酒も薬物であり、その飲み方が自分でコントロールできなくなったらそれは依存症です。飲むのは良くないことだとわかっていても、お酒があってあたりまえの状態に身体が変化し、やめられなくなっています。身体に、脳に、異常を生じて今回は離脱症状も認めたのだから、きっちりと治療を受けたほうがいいです」

と諭すと、大輔は

「先生のお気持ちには感謝します。でももう同じことは繰り返しません。お酒を飲んでもいつでもやめられる自信があります。また今は飲みたいとも思いません」

と硬い表情で返答し、お世話になった看護師たちに挨拶をして帰っていった。山田医師は、大輔の力強い言葉を聞きながらも（先は長いし、本当に再発しないといいのだが……）と心配していたがどうすることもできなかった。

美咲は大輔の退院を待ちわびていた。美咲の父親もお酒をよく飲み酔っては母親に怒鳴っていたのを覚えていたため、お酒を飲むとみんなそうなるものだとも半分は諦めていた。ただ大輔がお酒を止めると言ってくれたので、完全に信じているわけではないが、夫を支えていこうと考えていた。

大輔は松葉杖をつきながら仕事に復帰したが、松葉杖では十分な営業活動ができなかった。そのため慣れない内勤とされ、外回りの後輩の支援をしていたが、これが思ったよりややこしくて大変な仕事であった。突然様々な要求が降って来て、松葉杖をつきながら事業所内を動き回り、後輩の支援に躍起となっていた。そのおかげか、後輩の業績は順調に伸びていったが、後輩から感謝されることはなく、頑張っている後輩を見ていると自分の戻る場所がないように感じた。

家で美咲に愚痴をこぼしていたが、毎日愚痴を聞くのに疲れ果てた美咲は少しでも大輔の気持ちを和らげようと缶ビールを購入し、

「一缶だけね。頑張ってるもんね」

と言って手渡した。

お酒を飲みたい気持ちはすごくあったが我慢していた大輔は（さすが美咲だ。俺の気持ちを

わかってくれる。その気持ちを無駄にしないように一缶だけ飲もう）と思い、「美咲、ありがとう」と感謝して一気に飲み干した。喉に染み渡る爽快感、すべての疲れがどこかに行ったような気持ちとなった。

そこからお酒の量が増えるのに時間はかからなかった。

大輔は、（俺は辛い仕事を頑張っているのだから、ご褒美だ）と思い、帰りに飲酒して帰ってくるようになった。美咲は注意しようと思ったが、最初に飲ませたのは自分だという負い目もあり、夫も無茶な飲み方はしないだろうとの期待もあり、家にお酒を少し買いおくようになった。すると、大輔は休みの日は朝からお酒を飲むようになり、家にあるお酒がなくなると機嫌が悪くなり暴力的な言動も見られるようになった。美咲は以前のように何かが飛んでくるのではないかと恐れ、大輔に言われるままにお酒を買いに行くことも増えて来た。

休日はお酒を飲み続けて月曜日に出社するため、明らかに朝から酒の匂いがしていた。内勤ではあるものの、周囲の同僚が心配し、上司面談が行われた。

「最近、朝から酒の匂いがするぞ。どういうことかね！」

大輔は上司に呼ばれてすぐに雷を落とされた。

（ばれている……）

心の中で思っても、すぐに認めるわけにはいかない。

「最近朝ご飯にタクアンを食べているのでそのせいでしょうか？　いや、仕事を頑張ろうと思って飲んでいる栄養ドリンクのせいかも……」

すべて嘘であるが、その場を必死でやり過ごそうと言い訳に終始した。上司もそれ以上は言って来ず、自席に戻った。

自宅に戻ると夕食とともに「いつものように」ビールが置いてあった。

昼間の嫌なことを思い出して、ビールを飲みながら美咲に事情を話し出した。美咲もうん、うん、と聞いていてくれていたが、

「じゃあ今日はもうやめておきましょう」

と言われると大輔はカチンと来て、

「最初にビールを用意したのは美咲じゃないか！　今日も用意しておいて、じゃあ飲まなかったらいいって、どういうことだ。美咲はずるい！」

と大声を張り上げた。

美咲は顔に恐怖を浮かべ、寝室に泣きながら入って行った。（泣きたいのはこっちのほうだ。仕事で嫌なことを我慢して家に帰って、家でも嫌味を言われる、最低だ！）と思い、ビールから日本酒、焼酎と立て続けに痛飲した。お酒がなくなったのでリビングから「美咲、酒がない。買ってこい！」と大声を上げたが返事はなく、仕方なく寝室の扉を開け、「美咲、聞こえないのか！」と大声を出すと、部屋の奥で美咲は泣いており、その横で洋輔は両手で耳を塞ぎ、美咲にへばりつくように身体を寄せていた。大輔はその光景にぎょっとして、「もういい！」と乱暴に扉を閉めると、自分でコンビニエンスストアに向かって行った。

次に気がついたのは自宅のリビングで、寝ていたようである。横では美咲が目を腫らしながら起きて座っていた。何も言わない。大輔が「洋輔は？」と聞くと、「もう一〇時過ぎ。とっくに学校に行った。あなたの職場には体調不良で休むって連絡もしておいた」という返事が返って来た。いつもと違う雰囲気に大輔は、「そうか」としか返答できず、次に出て来た言葉は、「おれ、どうしたんだっけ。悪い、覚えてないんだ」であった。美咲は急に泣き出した。

「あなたは昨日パトカーで帰って来たのよ。昨日ビールを飲みながらふらふらと街を歩いていて、あぶなっかしいと心配して声をかけてくれた人にはあっち行け！って怒鳴っていたみたい。パトロール中の警官があなたを保護してくれて、送り届けてくれたの。覚えてないの⁉」

美咲は言うが、大輔は全く覚えていない。美咲が続ける。

「昨日の夜は大変で、洋輔も泣きっぱなし。最近の洋輔のことわかってる？　あなたがお酒を飲み出すと怖がってすぐに部屋に行っていたでしょう？　昨日の夜も怖かったみたいだけど、おまわりさんに連れて帰られたあなたを見て泣きじゃくっていたわ」

そういえば思い当たる節はあった。帰るといつもじゃれてくる洋輔が、お酒を飲み出すとまるで得意先の社員のように大輔の顔色を伺うようになり、そしていつのまにかいなくなっていた。

（またやってしまった……）

後悔で頭がいっぱいの大輔に向かい美咲が
「前にお世話になった山田先生のところに行きましょう。今日はお休みって会社には言ってあるし」

と言うと、大輔はそれを拒否することはできなかった。

山田医師は午後の診察をしていたが、大輔が美咲に連れられて来たのを見て、驚きはしたが、（お酒だろうな）と想像もついた。予約患者の診察後、大輔と美咲を診察室に入れ、これまでの経過を黙って聞いていた。そして大輔が、

「今お話しした通りです。やってしまいました。もうお酒はやめます。信じてください」

とまじめな顔で言うと、美咲は
「私も信じてあげたいけど、洋輔のことを考えると、本当に大丈夫かって心配になって。先生、どうしたらいいですか？」

と聞いて来た。山田医師は言葉を選びながら、

「アルコールで困っている人は案外多いんです、簡単に手に入りますから。でもアルコールも

薬物ですし、飲みすぎると依存症になります。簡単なテストですけど、少しやってみますね。

一．あなたは今までに、自分の酒量を減らさなければいけないと感じたことがありますか？

二．あなたは今までに、周囲の人に自分の飲酒について批判されて困ったことがありますか？

三．あなたは今までに、自分の飲酒について良くないと感じたり、罪悪感をもったことがありますか？

四．あなたは今までに、朝酒や迎え酒を飲んだことがありますか？

たった四問ですが、これはＣＡＧＥテストと言って、二項目以上あてはまれば、アルコール依存症が疑われるとされているんですよ」

（全部当てはまっている……）

大輔はそう感じたが言い出せずに黙っていると、美咲が

「当てはまっています。やっぱりアルコール依存症なのですね」

とポツリと呟いた。山田は

「その可能性がある、いや、今までのお話を聞くとまず依存症になっていると考えて対応したほうがいいですね」

と述べた。山田医師は続けた。

「アルコール依存症は、食事などでたまに少量飲むことから始まります。その後、リラックス効果を求めて《毎日の晩酌》など習慣性飲酒になり、習慣化に伴い耐性が形成され、次第に飲酒量も増えていきます。そのうち飲み過ぎないでおこうと思っていても、飲み始めると自分の意志では止まらなくなり酔って寝るまで飲酒するようになります。

この過程で少しずつ性格変化が生じ、自分に都合の悪いことを他人のせいにして攻撃的になったり、逆に自己嫌悪から自虐的になることもあるんです。その結果周囲とうまくいかなくなり、それがストレスとなってさらに飲酒量が増えます。飲酒量が増え身体的依存が形成されると断酒時に様々な離脱症状が生じるようになり、お酒を急に止めると不眠、イライラなど比較的軽いものから、幻覚・妄想などの精神症状やけいれん発作などの重いものまで離脱症状が起こります。前の入院で経験されたのがこれですね。

離脱症状はお酒を飲むと軽くなるので飲み続けると、身体や心の状態が悪化し、入院が必要になったり、合併症による死亡、事故死や自殺に至ることもあるんですよ。怖い病気です。ただこのように通常の飲酒行動の延長線上でアルコール依存症は形成されるので、アルコール依存症になってもその自覚は得られにくいのです」

さらに続けて、

「アルコール依存症は《否認の病》と言われていて、自分はアルコール依存症ではない、と病気の理解がなく、あいつのほうが依存症だ、と他人に押し付けることもよくあります。単純に『お酒をやめろ』という説得は困難で、逆にそれがストレスとなり飲酒に結びつくこともあります。アルコール依存症では血中のアルコール濃度を保とうとする身体の飲酒欲求があり、意志の力では打破できない《病気》としての認識が周囲の人に必要なのです。

病気には治療方法があるのですが、アルコール依存症の場合はまず断酒です。

生涯の断酒が必要と言われており、飲酒を再開すれば症状がすぐに再発する人も多いです。まずはアルコール依存症について正しい知識を得て、自分が依存症になっていることを理解し、治療に対する強い意志が本人に求められます。そして、アルコール専門クリニック、精神科病院などの医療機関での治療に加え、断酒会やＡＡ（アルコール匿名会）などの自助会も利用して治療を受けることになります。入院治療が行われることもあります。治療により断酒が成功しても、生涯の断酒継続が必要なのです」

また、

「お酒を急に止めるとイライラやソワソワが出て来てきます。それを防ぐための薬を出すので、必ず飲んでください。もし夜中に前のような症状が出たら病院に連れてきてください。救急外来には事情を話しておきますので」

と話し、薬も処方してくれた。黙って大輔は話を聞いていたが、（そんなにたいそうな病気なのか？　本当に俺は病気なのか？　酒をやめたらいいだけだろう？）と思いながらも、隣で泣きながらうなずく美咲の手前、「わかりました」と返事をするしかなかった。

家に帰ると美咲はすべてのお酒を処分した。そして、「洋輔のためにも頑張ろうね」と声をかけて来た。夕食にビールが出るはずもなく、物足りない食事を済ませた。酔わない状態での夜はひどく長く感じた。布団に入っても寝られるような気がしなかったが、山田医師の処方してくれた睡眠薬を飲むと、知らない間に朝になっていた。美咲に背中を押され、同じようにアルコールで困っている人が集まるという断酒会にも参加してみた。

お酒で様々な苦難を経験した人たちが自分のことを正直に語り、それを黙って聞いているというのは不思議な体験であった。ただ単なるお酒、やめれば済む、と思っていたのとは全く違い、いかに止めるのに苦労をしているのか、それまでに驚くような辛い経験をしていることなどを聞き、驚くとともに、（俺はそこまでじゃあない）と思っている自分にも気がついた。ただ洋輔が両耳を塞いで怖がっていた姿を思い出すと、（自分ももっとどん底まで行く危険性はあったのだ）とも考えていた。自分の番になったので、大輔はおどおどと話し始めた。自分に起こったことを正直に話そうとは思ったが、少し良く脚色して話している自分にも気がついた。ただそれも周囲は温かく聴き続けてくれた。

解散したが、特に何かが変わったというわけではないように思った。ただ実際、お酒を飲まずに一日が過ぎていた。

仕事に復帰し、土曜日など時間があると断酒会に参加するようになった。少しずつ自分に正直に話すことができるようになり、気がつけば心の重りが少し軽くなったような気がした。

ある日美咲が、

「大輔さんのためっていうわけではないけど、私もお酒についての考え方が不十分だったと思ったから、アラノンっていうお酒で困った人の家族の集まりに行くようにしたの。お酒に関する私の悩み、子どもへの影響とかを色々な人に聞けて、勉強になってる。でも断酒って道のりは長いよね。でも一緒に頑張ろうね」

と笑顔で話して来た。

断酒して数ヶ月が経ったが、大輔は山田医師への受診を続け、ストレスを減らす考え方や、ストレス発散方法などについて話し合った。また断酒会にも顔を出す生活を続けていた。変わったことといえば、薬は飲まなくても夜を過ごせ、寝られるようになっている。お酒のない夜は長いが、洋輔が最近は野球に凝ってきて、テレビを見ながらあれこれ聞いて来たりするので、昔話やミニ知識を披露してワイワイと過ごせている。洋輔の笑顔も増え、確かに得たものも大きいと感じている。仕事では営業に戻り外勤もしているが、宴会に関わるようなときは外してもらい、飲酒の機会をなくすような協力が得られている。

でも暑い日や疲れたときにビールの自動販売機を見ると一缶ぐらい、と思うことはある。またお酒の席の話を聞くとそこに参加したいという気持ちも自然と湧いてくる。しかし大輔は、美咲と洋輔の笑顔を思い出し、それを失うことの恐怖も思い出し、一日、そして一日とお酒のない日々を歩き続けていこうと決心している。

ぐにゃりとした顔の女が踊る

［レビー小体型認知症］

寺尾　岳

次郎は自分の目を疑った。目の前で、若い女たちが踊っているのだ。
六、七人は、いるだろうか。
輪になって踊っている。しかし、音楽もないし、無言で踊っている。ひとりひとりの顔はぐにゃりとして、目や鼻が判別できない。


次郎は今年で七六歳になる。妻の冴子は六五歳で、次郎の横でぐっすり眠っている。

次郎も先ほどまで寝床で寝ていたのだが、なにやら気配を感じて起きて、寝床の上に座って暗闇の中で目を凝らすと、驚くべきことに寝床の横で若い女の舞が繰り広げられていたのだ。次郎と冴子の寝室は八畳ほどの仏壇のある部屋で、ベッドはなく二組の布団をくっつけて敷いてそれぞれ寝ている。

「なんとも不思議なことだ」

と次郎は呟いた。

そのうち気が付くと、いつのまにか若い女たちは消えていた。「やはり、錯覚か」と次郎は寝床に入った。翌日、次郎は冴子には踊りを見たことを秘密にしていた。自分の頭がおかしくなったと思われては嫌だからだ。

一週間後に、次郎はまたも自分の目を疑った。夜中におしっこがしたくなって寝床から立ち上がってトイレに行こうとしたときだった。小人が水鉄砲で水をかけてきたのだ。

「何をするんだ」

と思わず声が出た。すぐに小人は逃げて行った。が、トイレまでの廊下で再び小人が現れた。今度は三人いてそれぞれが水鉄砲で水をかけてきた。水鉄砲の攻撃に身をかわしながら、ようやくトイレに行きつくと用を足した。トイレからの帰りに身構えて、そろりそろりと歩いていると、

「あなた何をしているの」

と怪訝な顔をして冴子が立っていた。

「いや、何も――」

と次郎は答えた。

「あなたがさっき大きな声をあげるから目が覚めたのよ。心配だから後をつけると、あなたは変な動作をして踊るようにトイレに行って、今度はおそるおそる戻ってきているので声をかけたのよ」

と怪訝な表情で冴子は説明した。

「それなら、お前にも小人が見えただろう。水鉄砲で私に水をかけてきたのも」

と次郎は尋ねた。

「え？　あなたは何を寝ぼけたことを言っているの？」

と冴子は驚いた。

「寝ぼけたことじゃないよ。三人の小人を見なかったのか！」

と次郎は冴子に詰問した。さらに、

「先週は若い女が寝床の周囲で舞を踊っていたんだぞ」

と思わず言ってしまった。冴子は
「あなた、頭がおかしいんじゃないの？　そんなありえないことを言って」

と言った。次郎は困惑しながら、

「やはりありえないことか。そしたら私の頭がおかしくなったのか」

と独り言のように呟いた。冴子はようやく事の重大さに気づき、

「あなた、今日はもう寝ましょう。明日、病院に行きましょう」

と次郎を寝室に誘導して寝かせた。

翌日は快晴だったが、次郎の気持ちも冴子の気持ちも不安でどんよりと沈んでいた。

とりあえず、かかりつけの内科医の武島先生に診ていただこうということになり、昨夜のことを説明した。

「そんなことがありましたか。ご自分の寝室で夜に若い女の舞や水鉄砲を持った小人を見たのですね。現実にはありえないものを見ていますから、まぼろしを見たということになりますね。これを幻視と言います。高齢者の方にしばしば生じるのですが、たいていは意識が低下した状態で生じることが多くて、せん妄というのです。自分が幻視を見たということも覚えていないので、翌日には忘れてしまうことが多いのです。でも、次郎さんは覚えているのですね」

という武島の話に、

「そうです。はっきりおぼえています」

と次郎は答えた。

「一応、念のために記憶のテストをさせてください」

と武島は、次郎に日にちや場所に関する質問や記憶や計算などに関する質問をしたが、すべて正解であった。身体診察も問題となる所見は見いだせなかった。（高齢者で幻視となると、せん妄か認知症だが、いずれも該当しないとなると困ったな。これは精神科の梶谷先輩に紹介するに限るぞ）と武島は考えた。そこで、次郎には

「うーん、困りましたね。正直なところ、よくわかりません。私の先輩の梶谷先生のところへ紹介しましょう。精神科のお医者さんで、幻視に詳しい先生です」

と、自分では診断がつかないことを正直に説明し、武島は紹介状を書いた。

それから数日後、次郎は梶谷の診察室にいた。

「若い女が踊るのは良いとしても、小人が水鉄砲で水をかけてくるとは大変でしたね」

と梶谷は次郎に話しかけた。

「家内はそんなことはありえないというのですが、私にははっきりと見えたのです。先生、若い女と言っても、目鼻立ちのすっきりした美人ではなくて、顔全体がぐにゃりとした女の人たちです。気持ちが悪いですよ。私は以前、両眼ともに白内障にかかって視力が低下していたのです

が、二年前に眼科で手術してもらいました。新しいレンズを入れてもらってからは、夜でも人の顔がはっきり見えるようになったのです。なので、ぐにゃりとした顔は私の視力のせいではありませんし、ぐにゃりとした顔は今でもはっきりおぼえています」

「そうですか。今でもはっきりおぼえていますか？」

「はっきりおぼえています」

と次郎は答えた。横から冴子が

「先生、私も眠れなくなりました。この人が寝床の横に杖を置いて寝るようになりました。夜中に起きてその杖を振り回すので、私を叩きそうで怖いのです」

と疲れ切った表情で言う。梶谷は

「そうか、その杖で小人や若い女を追い払おうとするのですね」

と次郎に確かめると、

「その通りです。最近では、仏壇の前に山伏が座っていたので、それも追い払いました」

と次郎は言った。

「杖で追い払うことができるのですね」

と梶谷は問うと、

「できます。杖を振り回すと、そのものに当たった瞬間に泡のようにはじけてなくなります」

と次郎は答えた。

「でも、なぜあなたは杖を持っているのですか？」

と、梶谷は尋ねた。

「私は山登りが好きで、近くの山をよく登っていたのですが、膝を悪くしてから杖を使って山登りをするようになったのです。家の中では使ったことがありませんでしたが、こんなことで思いがけず役立っているのです」

と次郎は答えた。

（そうか、パーキンソン病などによる歩行障害があるわけではないのだな。そうすると、幻視、パーキンソン病、記憶障害からなるレビー小体型認知症は考えにくいな。やはり、今はシャルル・ボネー症候群として把握しておくのが妥当だな。でも、その前に念のため、もう一度、記憶力のテストと脳の写真だけは撮っておこう）と梶谷は考えた。

記憶力のテストと脳の写真は満点でまったく問題なかった。

「次郎さん、それでは頭のＭＲＩ写真を撮りますので、検査室に行ってください」

と指示した。

一時間後、再び次郎と冴子は梶谷の診察室にいた。

「次郎さんの脳の写真をお見せします。年齢相応に脳が縮んでいますが、それ以上の萎縮はありません。記憶の窓である海馬も委縮していません。脳梗塞もはっきりしたものはありませんし、脳腫瘍もありません」

と頭部ＭＲＩ写真を見せながら梶谷は説明した。

「では、なぜ幻視が出るのですか？」

と次郎と冴子は同時に聞いた。

「それをこれから説明しますね。目から見たものは網膜で信号に変えられて視神経などの神経系を介して、後頭葉の一番後ろにある視覚中枢に届きます。そのうち一部は脳の上のほうへ行き、頭頂葉と言って奥行きなど立体的な把握に役立ちますが、多くの信号は脳の下のほうへ行き、舌の形をした舌状回を通って、脳の底にある紡錘状回というところにたどり着き、ここで物の形や顔の表情、色などの判断を行います。

最近の研究では、目から紡錘状回に至るどの部分が障害されても、幻視が生じうることが明らかになっています。どの部分が障害されても、信号は減ります。信号が減るとどうなるかと言いますと、視覚の信号は視覚の記憶が漏れ出ないようにする重しの役割もしているのですが、それが軽くなってしまう。その結果、何らかの視覚の記憶が漏れ出てきて幻視として見える、と考えられます。これを視覚の記憶が解放されるということで解放性幻視と呼びます。

次郎さんの場合は、以前、白内障になったと言われましたね。白内障になって視力低下が生じて、それがきっかけとなって解放性幻視が生じることはしばしばあります。ただし、視力低下が原因ならば、手術によってレンズを入れて視力が回復した後は、幻視が起こらないはずですが、実際には次郎さんのように幻視が生じることもあります。となると、視力の低下は原因ではなく、きっかけに過ぎない患者さんもいるということになります。その場合には、他の病気が隠れている可能性があるのです。

したがって、半年おきくらいに経過観察します。おわかりになりましたか？」

と、梶谷は饒舌に語った。専門用語が次々に出てくる説明を聞いて、次郎と冴子は途中から理

解不能な状態に陥り無言になった。あわてて、梶谷は
「要するにですね、今のところははっきりとした異常は脳には見つかりませんが、脳に何かが起き始めている可能性があるのです。それで、今後は慎重に経過観察していきましょう」

と話した。次郎は、

「そうですか。ともかく、現時点ではなんともいえないのですね。何か起こり始めているのですね」

と妙に納得した。冴子は不満そうに、

「何かわからないのでは、困るんですよ。診断はなんですか？　治療はないのですか？」

と梶谷に聞いた。

「あえて、診断をつけるならば、シャルル・ボネー症候群です。昔、スイスにいたシャルル・ボネーという人が、自分の祖父のシャルル・ルリンという人の幻視を記載したので、このような名前がついています。白内障など目の病気がきっかけで幻視を経験しますが、その幻視がありえないという判断力が保たれており、それ以外は精神的にまったく問題のない場合に、シャルル・ボネー症候群と診断します。

このシャルル・ボネー症候群がその後自然に消失してしまうこともあれば、認知症などほかの病気に移行していくこともあるのです。なので、経過観察が必要です。ところで、幻視を消すために軽い安定剤を出しても良いですよ。どうしましょうか？」

と梶谷は問い返し、

「ぜひ、出してください。このままだと、私がこの人から杖で叩かれそうで、夜もおちおち眠れません」

と、冴子は即答した。

その日の夜から、次郎は安定剤を飲み始めた。その夜はぐっすり寝て、早朝にトイレに行ったが、小人も何も出てこなかった。冴子も朝までぐっすり眠れた。次郎が夜中に起きなかったからだ。二人とも熟睡できるようになった。念のため、二週間に一回は梶谷のところへ通い、安定剤を処方してもらった。

半年が過ぎ、一年経とうとした頃、次郎は手足の筋肉が固くなることに気づいた。歩くときにスムーズに足が出ず、さらに小刻み歩行になった。箸を持つ手も少し震えるようになった。

早速、梶谷に報告すると、

「それはパーキンソン症状でしょう。安定剤の量を増やしていないのに、一年も経って副作用が出るのは考えにくいですが、まずは薬の副作用を疑って中止してみましょう」

と梶谷は言った。

もともと、寝る前に一錠しか飲んでいなかった薬をその夜からやめた。安定剤をやめて二週間経過したが、パーキンソン症状は改善しなかった。

「梶谷先生、私はパーキンソン病になったのでしょうか？」

と次郎は梶谷に尋ねた。

「うーん、可能性としては、そうかもしれませんね。もともと安定剤は一番少ない量しか処方していませんでしたから。それを中止して二週間経過しても、まったくパーキンソン症状が改善しないばかりか、二週間前と比べてさらに筋肉が固くなった気がします」

と次郎の手足を診察しながら梶谷は答えた。

「夫はどうなるんでしょう」

と冴子は尋ねた。

「以前、幻視が出ていたときに、今のところははっきりとした異常は脳には見つかりませんが、脳に何かが起き始めている可能性がある、と説明しましたね。その何かがようやくわかってきたような気がします。それは、レビー小体型認知症という病気です。脳にレビー小体というタンパク質が蓄積していくために起こる認知症のひとつで、アルツハイマー型認知症に次いで多いと言われています。幻視やパーキンソン症状、認知機能の変動、レム睡眠行動障害の四つのうち二つがあればレビー小体型認知症にほぼ間違いないだろうと言われています。

ちなみに、認知機能の変動というのは、頭がすっきりしてよく理解できるときと、頭がぼーっとしてよくわからないときがあって、つまり日によって、あるいは時刻によって変動するのです。レム期というのは寝ているときに夢を見ている時期で、目だけが動いています。通常は、身体の筋肉の力が抜けて動けないのですが、レム睡眠行動障害では筋肉の力が抜けていないので、夢の中の行動がそのまま出てしまいます」

冴子は思い出したように、

「そういえばこの前、明け方近くに、この人がいきなり起きたので、また幻視でも見たのかと思ったら、朝礼を始めました。皆さん、おはようございます、とはっきり言ったので、あなたここは会社じゃないのよ、と注意したら、ビクッとして、また横になって寝ました。

それから、昼間に話しかけたときに、すぐに返事をしてくれて反応の良いときと、まったく反応が悪くぼーっとして何も言わないことの差が激しくなってきました。孫が、じいちゃん公園に行こうとお願いしても、喜んですぐに連れて行くときと、不機嫌な表情で無視しているときの差が激しく、孫が今日は良いじいちゃんだけど、昨日は悪いじいちゃんだったと言います」

と語った。

「そうですか。いろいろと重要なご報告ありがとうございます。それぞれ、レム睡眠行動障害と認知機能の変動と思います」

と、梶谷は答えながら、次郎のほうを見て
「おぼえていますか？」

と聞いた。

「何の話か、おぼえていません」

と次郎は答えた。冴子は、

「最近、おぼえていないということが多くなったのですよ。前の日に言ったことも忘れています。本当にぼけてしまったのでしょうか？」

と心配そうに言った。

「久しぶりに、記憶力のテストをしてみましょうか？　一年ぶりですね」

と梶谷は次郎に記憶テストを始めた。テストが終了して、梶谷は

「前回は三〇点満点の三〇点でしたが、今回は二三点ですね。少し、記憶力が落ち始めましたね」

と説明した。そして、

「今日、いろいろお聞きしたこと、検査でわかったことをまとめると、パーキンソン症状、レム睡眠行動障害、認知機能の低下とその変動があることが確認できました。以前、幻視もありましたので、レビー小体型認知症でほぼ診断は決まりと思います。幻視だけのときにはシャルル・ボネー症候群と診断しましたが、その症候群からこの認知症への移行がしばしば生じることはよく知られています。そうとわかれば、この認知症の進行をある程度抑える薬がありますので処方しましょう」

と梶谷は認知症の進行を予防する薬の処方箋を出した。

「この薬は、脳のアセチルコリンという物質を増やすことが知られています。アセチルコリンは記憶を支えてくれますので、この薬でアセチルコリンが増えると記憶力が落ちにくくなるという利点があります。しかし、アセチルコリンが増え過ぎると相対的にドパミンが低下してパーキンソン症状がひどくなってしまいます。他方、幻視は生じにくくなります。このように、複雑ですから、少量から少しずつ増やしていきましょう。さらに、これは認知症の原因を取り除く薬ではありませんので、対症療法に過ぎません。いずれは、記憶も認知機能も低下していきます。しかし、自宅で生活できる時間が長くなったり、施設に入っても自分で自分のことができる時間が長くなるのです」

と梶谷は説明した。

次の日の朝から、次郎は認知症の薬を飲み始めた。

気のせいか、薬の効果か、若干記憶力が回復したように次郎は感じた。幻視も生じなかったが、歩きにくさは少し増したように感じた。それでも、孫と公園に行くのは楽しいので、無理しても出かけた。

そのような平穏な日々が半年あまり続いた頃であろうか、冴子は次郎が同じことを繰り返して尋ねることに気づき、毎回同じことを返事するのに辟易していた。この頃は梶谷のところへは月に一回の受診になっていたので、思い切って冴子は梶谷に相談してみた。

「先程行った記憶テストの結果は三〇点満点で一七点でした。やはり、記憶力が落ちてきましたね。それでは認知症の薬を増やしましょう。ただし、今後また記憶力が落ちて薬を増やすというイタチごっこになるでしょう。これが薬の限界です。そのうち、パーキンソン症状が強くなって別の薬の併用も必要になるかもしれません。そうなると幻視がまた生じる危険性もあります」

と申し訳なさそうに梶谷は説明した。

冴子はよく理解できていたが、次郎はその横で何やら別のことを考えているような顔をしていた。それを見て梶谷は、

「認知症の患者さんの症状が進むにつれて、介護保険を入れて、おうちの方の負担を少なくする公的な制度があるのです。そろそろ介護認定を受けて、デイサービスに行くことを考える時期でしょう。その手続きをうちの精神保健福祉士から教えましょう」

と冴子に介護保険の具体的なことを教えてくれた。

申請してしばらくすると自宅にケアマネージャーが来て、次郎の状態を把握した。並行して、梶谷が介護保険申請用の診断書を作成した。

それらを総合して、介護認定が決定されたのは二ヶ月後のことであった。要介護一であった。関係者で色々と話し合って、とりあえずデイサービスを入れることにした。これは、日帰りで入浴や食事、日常動作訓練、健康チェック、脳トレやカラオケなどをしてくれる。バスでの送迎もある。しかし、次郎は最初行くのを嫌がって、冴子は心配したが、施設の職員が次郎を随分おだててくれたらしく初日は上機嫌で戻ってきた。

次の日から次郎は自分から支度をするようになった。その姿を見て冴子は、（昔と違って、いろんなサポートがあるんだ。昼間にデイサービスに行ってくれるようになっただけでも、随分楽になったし、夫も楽しそうだ。たとえ、夫の認知症がさらに進もうとも、その時々の状態に合わせたお薬と介護をうまく組み合わせていけば、なんとかなるかもしれない）と思い始めていた。

名士の夫婦

［認知症］

井上幸紀

「あのコマーシャルに出ているタレントの名前、なんだったっけ？」

健一郎の言葉に久美子は（やれやれ）と思った。

健一郎は七二歳。超一流の国立大学法学部を出て官僚の世界に入り、日本の発展を裏方として支え続けてきた夫を、久美子は妻として誇りに思っていた。久美子は大学の後輩で同じように官僚となり、縁があって結婚した。数年ごとに公的機関を異動するため久美子は仕事を辞め専業主婦となり、健一郎とともに全国を渡り歩いていた。しばしば転居するため友達ができにくく辛い一面もあったが、二人の共通の趣味である旅行とゴルフ、食べ歩きにとってはいい面もあり、それなりに満足をして暮らしていた。五〇歳を過ぎ、地方都市のとある公的機関にポストを得てからは落ち着いた生活を送り、一〇年前に定年退職した後は、子どもがいないこともあり、ゴルフに行く回数が増えていた。ただ健一郎が一年ほど前に腰を痛めてからはその回数もめっきり減っていた。最近は二人でクイズ番組を見ることが多く、毎日夕食時にはクイズ番組にチャンネルを合わせて、夫婦二人で「なんだろう？」「わかった！」などとワイワイとテレビに興じている状態である。

「あの女優さん、昔あの映画に出ていた人よ。変わらないわね～」

と久美子が返すと、

「そうだったっけ」

と健一郎は思い出したのか思い出せないのかはわからないが、曖昧な返事が返ってきた。最近はこのようなことも増えてきて、

（健一郎さん、まさかボケたわけではないわよね？）

頭の片隅をよぎることはあったが、（まあ年だしお互い様ね）とも久美子は思っていた。あるときクイズ番組で「ここはどこ？」という出題があった。二人で最近訪ねた場所で、久美子にはすぐに答えが思い浮かんだ。

「わかった！　ここ、行ったことがあるところよね？」

と、うれしくなって健一郎に話しかけるが、健一郎はピンとこないようで、テレビでどんどんヒントが増えていくのを見つめていた。最後に明らかなヒントが出たところで、「あ〜あそこか！」と照れながら久美子に返事をした。

「え？　最後のヒントまでわからなかったの？」

という久美子に、

「テレビで見るとどこもよく似ているし、わからなかったよ」

と少したじろぎながら返答が返ってきた。

（素敵な場所だったし、もう一度行ってみたいな。旅行を提案してみよう）

久美子が提案すると健一郎は喜び、翌月の連休に行くことになった。次の日二人で旅行会社に行き、様々な会社のパンフレットをもらってきた。仕事上出張も多かったので、旅行の段取りは慣れている健一郎の役目である。様々な会社のパンフレットを見比べて予定を組む中で、健一郎はどうも集中できていないようであった。時間的に無理な予定を立てるし、パンフレットの該当日時の確認にも戸惑って旅行代金の計算もできない状況であった。

「久美子、好きに組んでくれ」

最後には健一郎は予定を立てるのをやめてしまった。久美子は後の段取りを引き受けながら、（本当に大丈夫かしら？　糖尿病でずっとお世話になっている前田先生に相談してみよう）と考えた。翌週、健一郎が内科医院を受診したときに付き添っていた久美子は前田医師に、

「うちの人、最近物忘れがあるみたいなんです。心配で……」

と、健一郎を不安がらせないように明るく聞いてみた。問われた前田医師は、（この人はこの

地域の名士だし、先日も役所の会議でお会いしたし、変わったところはなかったけれど？）と記憶を手繰りながら、

「今日も雑談しましたが、いたってお元気でしたよ。旅行のことや芸能人の名前をふと忘れることもその年齢ならよくあります。経過を見たらどうですか？」

と即座に答えを返した。

久美子も（そうかな？）と思い家に帰り、半年ほどはそのまま様子を見ていたが、やはり物忘れがあるようなのと、本人もそれに気づいてきたのか、ときにイライラして声を荒げることが出てきたため、再度前田医師に同じように聞いてみた。

（半年前のカルテにも妻が物忘れを心配している、日常生活に支障なし、経過観察指示、と書いているな。また同じ訴えか。実際に物忘れがあるのだろうか、それとも奥さんが神経質になっておられるのだろうか？　いずれにせよ対応が必要だな。でも私は専門じゃないし……）

前田医師は悩み、久美子に対し、

「年齢的に物忘れは生じます。ただそれが病気とまで言えるのか、老化の範囲なのか、専門医に紹介しますから受診してみてください」

と伝え、高齢者をよく診ているメンタルクリニックの山川医師宛の紹介状を作成した。

（認知症の疑い、と前田先生からの紹介状には書いてある。奥様が心配されているのか。あ～、この方は知っているぞ。役所にもよく顔を出していた人だ。どうしたんだろう？）

山川医師は多くの高齢者を診てきたことから、このような紹介状で診察を依頼されることは多い。（まあまずは診察しよう）と、健一郎と久美子を診察室に呼び入れた。

「紹介状は拝見しました。今日はどうされましたか？」

山川医師はまずは健一郎に問いかけた。

（わしは何もおかしくないのに、久美子のやつ、わしを認知症扱いして……）

健一郎は憮然としながらも、

「私はわからないんです。でも妻が心配して、物忘れがある、認知症だって。自分では他の人よりはしっかりしていると思っているんですけどね」

と丁寧に返答した。

「でも昔に比べると忘れっぽいんです。私心配で……」

と夫の態度に戸惑いながら久美子は山川医師を見つめていた。（どっちの言うことが正しいのだろう？　まずは客観的に評価するしかないな）と山川医師は考え、

「少し質問をします。正直、簡単に思う内容もあるかもしれませんが、お答えくださいね。

•お歳はおいくつですか？

•今日は何年何月何日ですか？　何曜日ですか？

•今いる場所はどこですか？

•100引く7は？　そこからまた7を引くと？」

それ以外にも数字の逆唱や野菜の名前の羅列、横に置いた箱から出したおもちゃの時計、鍵、タバコ、ペン、硬貨を言わされ、隠された後にもう一度思い出して言うように指示されたり……。

（なんだこれは⁉　なぜこんな扱いをされるんだ？）

健一郎は怒る気持ちより呆れる気持ちを感じながら、一つずつ丁寧に答えていった。

（すべて正解、満点だ。態度や他の会話も特に問題はないな。うつ病など他の病気っぽくもないし……）

紹介状に添付された血液などの検査結果にも異常がないことを確認した山川医師は、

「現時点で認知症とは言えません。安心してください。ただ、もし何かお気付きの点があれば遠慮なくまたいらしてください」

と伝えた。しかし、この機会に思いを伝えたいと思った久美子は

「でも先生、本当に物忘れがあるんです。認知症じゃないのですか？」

すがるように繰り返し尋ねた。健一郎は（まだ言うのか！）と久美子を睨みつけたが、久美子はそれに気づかず山川医師を戸惑ったような顔で見つめていた。山川医師は久美子の思いを受け止めた上で、

「認知症の《定義》みたいなものでは、一度社会生活ができるほどに知的能力を獲得した人が、脳の変化によって、社会生活ができないほどにその知能が障害された場合に認知症としています。社会生活がしっかりできておられる健一郎さんにあえて認知症という診断をつける必要はないですし、生理的な老化の範囲と考えて様子を見るのでいいと思いますよ」

と優しく説明し、紹介状の返事を作成し、夫婦に手渡した。

（そう言われれば、普通に生活ができているし、認知症とはいえないのね。でも、物忘れが進んでいるのは確かだと思うし、ほうっておいていいのかしら？）

久美子は少し気にかけながらも健一郎の怒ったような顔を伺い見て、やむなく山川医師のもとを後にした。

翌年の初夏、腰の痛みが和らいだ健一郎と久美子は久しぶりにゴルフに興じていた。

健一郎はカートにも乗らず久しぶりの芝生の感触を楽しむようにゆっくりと歩いてゴルフを続けた。ジリジリと照りつける太陽の下、時々感じる爽やかな風を二人とも満喫していた。お昼にはビールを飲みゴルフを続けたが、久しぶりとは思えないようなスコアーが出て健一郎は

「昔とった杵柄だったっけ、まだまだ俺も捨てたもんじゃない」

と笑顔で久美子に語りかけていた。その日家に帰ると、心地よい疲れの中、二人とも早々に寝入ってしまった。

夜中に物音で久美子は目を覚ました。気がつけば夜中の一時。健一郎がトイレに行った様子である。（ビールをよく飲んでいたものね、仕方がないわね）と久美子は考え、健一郎のあとで自分もトイレに行き戻ると、健一郎がベッドの端に座っていた。

（あら？　健一郎さん寝られないのかしら）

久美子は考えながらも自分は布団に入ろうとした。

「おい、誰か来てるのか？　誰だ？」

突然健一郎が声を発した。

「誰も来ていませんよ。もう夜中の一時、また寝ましょう」

久美子の答えに健一郎は返事をせず、目を開いて一点を見つめていた。気になった久美子はそっと健一郎を見つめていたが、健一郎は久美子を気にすることもなく一点を見つめて小声で何か言っているようであった。

「もう寝ましょう？」

心配になった久美子は再び声をかけ、健一郎の手をとって寝るように促すと健一郎は素直に横になったので、久美子もそのまま寝てしまった。時間としては長く寝ていたが、夜中にトイレで起きたからであろうか、朝もなんとなく疲れているように久美子は感じていた。健一郎も朝からボ～ッとしているようで、心配した久美子は
「健一郎さん、昨日は寝られた？　ゴルフで疲れていたから寝すぎたぐらいだけど、夜中に目が覚めちゃったりして余計しんどいわね。健一郎さんはどう？」

と話しかけた。健一郎からは
「久しぶりにゴルフをしたから身体はしんどいな。でもよく寝たような気はするよ。お前が夜中に起きたのも知らないし」

と返事があった。

「健一郎さん、昨日の夜トイレに行ってたわよ。覚えてないの？」

と言うと健一郎は即座に
「行ったっけ？　覚えてないな」

と返して来た。

（誰かが来たって言ってたこと、覚えているのか聞いてみようかしら。でも寝ぼけていただけなら聞かないほうがいいかしら、気を悪くさせても嫌だし）

久美子は笑顔で「そう」と短く返事をして普段の生活に戻ったつもりであった。

いや実際、昼間の生活は普段通りに繰り返されていったが、寝る前の健一郎の行動に久美子は違和感を覚えるようになっていた。いつものようにテレビのクイズ番組を見て二人で答えるのだが、番組の終わりになるにつれ健一郎の話す頻度は減っていった。テレビ番組が終わり、さあ寝ましょうと寝室に行き電気を消しても、これまではすぐに寝息を立てていた健一郎が寝ないのである。多くの日は目を開けてキョロキョロしている程度であったが、時には「誰かが来ている」と言ってみたり、ある夜などベッドの上に立つなど危ない状況にもなってきた。

（どうしたんだろう、寝ぼけかしら？　でも昔は寝ぼけなんかなかったし、寝ぼけにしてもひどいわ）と感じだしていた久美子は、ある朝何気なく「健一郎さん、昨日の夜中、誰かが来てるって言っていたのよ、覚えている？」と聞いてはみたが、「覚えてないし、普通そんなこと言わんだろう、お前が寝ぼけてるんじゃないのか」と返事が返って来た。久美子としてもそれ以上言い争ってもお互い気まずくなるだけと感じ、「そうね」と短く返して話をやめた。夜になるまでの健一郎は元気で、いつもと変わらないのである。

「最近お変わりはありませんか？」

糖尿病では定期的に前田医師に通院しており、いつもの問いかけではあったが、久美子は「寝ぼけ」が気になっていたため、

「気にしすぎかもしれないのですが……」

と最近の心配事を話してみた。

（そういえば最近血糖のコントロールも不安定だな。糖尿病があり、久しぶりのゴルフ、飲酒、その後からせん妄のようなエピソードが認められている。脱水から脳血管障害が生じたのかもしれない。ほうっておけないいな）

心配した前田医師は近医に頭部画像検査を依頼した。その後、夫婦が持ち帰ってきた紹介状の返事には、「中等度の全般性の脳萎縮あり。新規および陳旧性の多発性脳梗塞の所見あり」となっていた。そこで、

「健一郎さんは糖尿病で長年通院してくださっています。ご自身でも生活に注意してこられたのもわかっています。ただ年齢のためか、脳実質が多少縮んできているようです。また脳の血管の一部に詰まったような所見があります。比較的古いものが多いようですが、最近詰まったのかもしれません。脳そのものやその中の血管に障害が起こると《せん妄》といって、一見起きているように見えるのに一時的な意識障害から混乱した状況になることがあります。意識が障害されているので本人は覚えていないことが多いのです。それが夜に起こりやすいこともあり、そのときは《夜間せん妄》と呼ばれています。健一郎さんに急に生じた状態もそうかもしれません。そ

の背後に認知症などの脳の病気や、ほかの身体の病気が隠れていることもあります。もう一度山川先生に相談してみてはどうですか？」

と前田医師は勧めた。久美子は（脳に異常があるの⁉　あら大変！）と思い、すぐに山川医師の予約を取り健一郎にその旨を伝えたが、健一郎は（またか！　いい加減にしてほしいな。どうせ何もないのに。まあ、心配性の久美子に付き合ってやるか）と、ムッとしながらも受診をしぶしぶ了解した。

（せん妄だろうな）

紹介状を見て山川医師は考えていた。

（せん妄が起こる場合、認知症などの病気が原因の場合もあるし、他の身体の病気、年齢や環境の変化などが影響している場合もある。せん妄だとして、なぜ起こったのだろう？　色々と確認する必要があるな）

山川医師は考え、症状をその経過を含めて詳しく確認し、前回同様の認知症の検査を行い、生活やその変化も細かく確認していった。今回の認知症の検査では、野菜の名前があまり出ず、五つの物品の記憶もあやふやで満点ではなかったものの、点数的にはギリギリ正常範囲という結果であった。それ以外の身体の検査などでも異常がなかったため、

「認知症という診断はつきませんが、症状からは前田先生も言われたせん妄が疑われます。睡眠リズムを整える薬を処方しますので寝る前に飲んでください。あと、糖尿病で血管が詰まりやすくなっているのも一つの原因とも考えられるので、前田先生ともよく相談して糖尿病のコントロールに気をつけてください。できるだけ規則正しい生活を心がけていただき、少しの間定期的に通院をしてください」

と説明をした。健一郎はテストが満点でなかったことにショックを受けたが、認知症ではないと言われほっとしていた。一応診断がつき薬の処方がなされたことで久美子は安心し、山川医師のメンタルクリニックを後にした。

それ以降山川医師のもとに夫婦で定期的に通院を続け、服薬を行うことで健一郎の良眠は得られ夜間の不思議な言動も影を潜めたため、久美子も一安心、と感じていた。その後、日中も健一郎がボーっとしていることが増えてきたことに久美子も気づいていたが、（山川先生にもかかっているし大丈夫でしょう。最近は目に見える困った症状もないし、家で様子を見ることができる

のはありがたいことだわ）と思っていた。

定期的な診察で山川医師は意識して健一郎に話しかけるようにしていたが、診察中の健一郎はボーっと座ったまま返事をしないことが少しずつ増えていった。（健一郎さん、また黙っている。時間がかかると順番を待っている患者さんに迷惑よ、早く診察を進めなくっちゃ）と考えた久美子がそれを補うかのように積極的に「変わりありません、大丈夫です」と感謝して薬の処方を受け、診察室を出ることも増えていった。

夜よく寝てくれるので一緒にいても困ることがなくなった久美子であったが、一年も経つと夜にテレビがついていても健一郎から何かを話すことは少なくなり、寂しい思いを抱えるようになっていった。

また口数が少なくなったことに加え、話しかけても明らかに間違った答えが返ってきたり、その場を取り繕うようなまったく別の話、それも同じ話を繰り返してくるようになってきた。

物忘れの症状が急激に進んだのではないかと久美子は不安を感じるようになっていった。とある診察の機会に山川医師にそれを伝えると、これまで久美子の「変わりありません、大丈夫です」の言葉で安心はしていたものの、少なからず健一郎の変化に気づいていた山川医師は改めて物忘れのテストを実施した。すると今回の健一郎は素直にそれを受け入れ、各々の質問に必死で答えようとするが様々なことが思い出せない様子で、とんちんかんな返事も多く、半分以上正しく答えられない状態であった。

「おかしいなあ、少し質問を取り間違えてしまいましたわ。最近テレビもつけていないのでわからないことも多いですね」

検査が終わった後、自身の物忘れを自覚はしていない様子ではあるものの、正しく答えられなかったことが不安なのか、健一郎はいつにもましてよく話す状態であった。

改めて頭部画像検査を行ったところ、持ち帰ってきた紹介状の返事には、「前回に比べ全般性の脳萎縮は進行しています。アルツハイマー型認知症の所見です。陳旧性の多発脳梗塞の所見はありますが、前回と変わりありません」とあった。山川医師はそれらの所見を前にして、

（今回は認知症の診断がつくな。でも認知症はいつから始まっていたのだろうか。物忘れのテストの点数だけであれば今回、今日になるが、それまでは本当に大丈夫だったのであろうか。もしかしたら、本人が極めて優秀な人でもともとの知的水準が高かったため、普通の物忘れのテス

トでは異常が見つかりにくかったのかもしれない。社会生活に問題が生じていなかったため認知症の定義には当てはまらなかったが、元の知的水準からすると三年以上前の時点、初診時に既に症状が認められていた可能性がある。ただ知的レベルが下がっても、社会生活としては十分に行えていたのであろう。常に一緒にいて、相手のことをよく知っている家族だからこそ気づくことができた変化であったが、診断基準を満たしていなかったために治療開始の判断に至らなかったのかもしれない。目立ったせん妄症状はうまく抑えられたが、それに加えて認知症の薬をあの時点で投与すべきだったのだろうか？　でも診断基準に満たなかった、認知症と言えない状態では安易に投薬すべきでないとも考えられる。難しいケースだ）

などと、様々なことを考えていた。

今、目の前の健一郎には投薬は必要だと考えた山川医師は二人に対して、

「今回の結果からは認知症の診断基準を満たしています。もともとの知的レベルが高かったことから症状が目立たなかった可能性はあり、いつからというのははっきりとはしませんが、少しずつ症状が進んできたのだと思います。今回の結果から、症状の進行を抑えるためのお薬を出したいと思います。認知症を完全に治す薬はありませんが、お薬で進行を遅くすることはできると

されており、それを期待したいと思います。よろしいですか?」

と説明した。健一郎は、もともとの知的レベルが高かったと言われプライドがくすぐられた部分もあったが、認知症の状態に至っていると聞き、かなりショックを受けていた。

（認知症？　本当なのか？　間違いじゃないのか？　俺はどうなるのか？　久美子に迷惑をかけてしまうのではないか？　それだけは嫌だ！）

これまで二人で人生を共にしてきたことから、自分の気持ちの動揺とともに、久美子に申し訳ない、迷惑をかけるという気持ちがふつふつと浮かび上がってきて、頭が真っ白になるような気がした。

山川医師の言葉を同じように聞いた久美子はショックを受けながらも、（やっぱり認知症だったんだ。こっそり本屋で立ち読みもしたけど、七五歳なら一割弱の人が認知症になると書いてあった。しかたがないわ。でもその本に薬も開発され、気をつけて生活をすると進行を遅らせることができるとも書いてあったわ）と考えていた。久美子がふと横を向くと健一郎が困ったような目で久美子を見ており、「すまん……」と一言振り絞るように声をかけてきた。

（健一郎さん、私に悪いって思っているのね。病気には誰でもなるのに……。これまでは私が支えてもらっていたことも多かったし、これからは私が健一郎さんを支えていかなくっちゃ）

久美子はそう思い、

「健一郎さん、原因がわかってよかったわ。病気は仕方がないものよ。山川先生、前、夜中に不思議なことがあったときも助けていただいて落ち着きましたし、今回もよろしくお願いします」

あえてしっかりとした口調とともに山川医師に頭を下げた。

（奥さんもショックはあるはずなのに……しっかりされているな。精一杯頑張って対応しよう）と山川医師は決意し、改めて健一郎のほうを向き、

「医学の進歩などにより寿命が延びたのはいいことです。でもその分、新たに増える病気も出てきて、その一つが認知症です。ただ様々な研究が進んでおり、対応方法もある程度明らかになってきました。病気の進行を遅らせるよう、一緒にやっていきましょう。健一郎さんの場合は、今日お渡しする薬をきっちりと服用していただくことに加え、糖尿病など身体の治療を進めることと、生活リズムを整えることが重要になります。また病気だからといって何もしないのではなく、

今まで通り、できることはできるだけ自分でやるようにしてください」

と力強く伝えた。

健一郎も時間とともに多少冷静さを取り戻し、服薬で認知症の進行を遅らせる可能性があることに安心するとともに、妻のためにも、自分のためにも、日々自分でもできることがたくさんあることを理解し、久しぶりに戦う相手ができたように感じ、（やってやる）と治療を前向きに捉えていた。

家に帰り少し落ち着いた久美子は、健一郎が前向きに病気の治療を捉えていることに安心していた。また自分が医師より前に症状に気づいていたことを少し誇らしく思い、

（だからそう言ったでしょう？　いつも一緒にいる妻だからこそ気づいていたことだし、心配もしていたのよ。でも確かに、社会生活ができなかったわけではないから病気とまで判断が難しかったのもよくわかるわ。

でも少しでも早くわかってよかったわ。普通に接して、できることは自分でしてもらったらいいって山川先生は言っていたわね。診断がついてその対応が見えてきて安心だし、山川先生とよ

く話し合いながら妻として治療を手伝っていこう、このことを含めてこれからも健一郎さんと一緒に人生を歩いて行こう。夫婦なのだから！）

と前向きに歩き出そうとしていた。

おわりに

この小説集を執筆するにあたって、四名の医師がそれぞれ今まで担当した患者さんを思い浮かべ、ひとつの物語につき数名の患者さんから得た経験を盛り込んでストーリーを作成しました。構成はフィクションですが、それぞれの構成要素にはノンフィクションのところが少なからずあります。この小説集を通して精神疾患や精神医療の実態を少しでも理解していただき、精神科へ行ってみようという患者さんや家族が増えること、既に通院されたり入院されたりしている患者さんや医師・コメディカルには、希望の光となり、診療や社会復帰への道しるべとなることを祈念しています。

最後に、この小説集の企画から出版まですべてを担当していただいた星和書店の近藤達哉氏には大変お世話になりました。この場を借りてお礼申し上げます。

二〇一九年十二月

寺尾　岳

著者略歴（五十音順）

井上幸紀（いのうえ こうき）
1987年　大阪市立大学医学部卒業
1993年　大阪市立大学医学部神経精神医学教室助手
1998年　大阪市立大学医学部神経精神医学教室講師
2000年　Scripps研究所（CA, USA）留学　訪問研究員（1年間）
2001年　Scripps研究所　客員准教授（2年3ヵ月）
2003年　大阪市立大学医学部神経精神医学教室助教授
2012年　大阪市立大学大学院医学研究科神経精神医学教授
現在に至る。

寺尾　岳（てらお たけし）
1985年　産業医科大学医学部卒業
1989年　産業医科大学医学部精神医学教室助手
1993年　日立製作所日立健康管理センターへ派遣（1年間）
1995年　産業医科大学医学部精神医学教室講師
1999年　英国オックスフォード大学医学部精神医学講座へ留学(1年間)
2000年　産業医科大学医学部精神医学教室助教授
2004年　大分大学医学部精神神経医学講座教授
現在に至る。

松永寿人（まつなが ひさと）
1988年　大阪市立大学医学部卒業
1992年　大阪市立大学医学部神経精神学教室助手
1997年　米国ピッツバーグ大学医学部精神科へ留学（1年間）
1999年　大阪市立大学医学部神経精神学教室講師
2010年　兵庫医科大学精神科神経科主任教授
現在に至る。

吉村玲児（よしむら れいじ）
1988年　大分医科大学医学部卒業
1991年　産業医科大学医学部精神医学教室助手
1999年　産業医科大学医学部精神医学教室講師
2001年　米国ロチェスター大学分子薬理学部門へ留学（1年間）
2004年　産業医科大学医学部精神医学教室助教授
2009年　産業医科大学若松病院緩和ケア・精神腫瘍科診療教授
2010年　産業医科大学病院神経精神科診療教授
2015年　産業医科大学医学部精神医学教室教授
現在に至る。

精神科とは無縁と思っていたあなたが困ったときに
精神科を味方につけるための本

2020年1月24日　初版第1刷発行

編　者　寺尾　岳
著　者　井上幸紀，寺尾　岳，松永寿人，吉村玲児
発行者　石澤雄司
発行所　株式会社星和書店
〒168-0074　東京都杉並区上高井戸1-2-5
電話　03（3329）0031（営業部）／03（3329）0033（編集部）
FAX　03（5374）7186（営業部）／03（5374）7185（編集部）
http://www.seiwa-pb.co.jp
印刷・製本　株式会社光邦

　ISBN978-4-7911-1042-1